産業保健と看護
2020年春季増刊

産業保健スタッフに必要な

両立支援に欠かせない

疾患の知識と

最新の治療法

編著

立石 清一郎
産業医科大学病院
両立支援科 診療科長

中谷 淳子
産業医科大学 産業保健学部
産業・地域看護学講座 教授

MC メディカ出版

はじめに

　産業保健実務者にとって、両立支援は言葉として出てくる前から、当たり前のように対応していたと思われます。労働人口構成の変化という社会的な問題、医療の進歩による新たな患者・労働者ニーズへの対応などのさまざまな視点で、両立支援のキーパーソンとして産業保健スタッフに注目が集まっています。産業保健スタッフは職場の細かいことまで知りうる立場ですし、医学的知識を持っているので、医療用語を職場用語に翻訳し、職場内で適切な配慮を検討するのに適したリソースであるからです。

　一方で、産業保健スタッフの多くは臨床業務から離れており、新たな医療の知識を手に入れることは容易ではありません。医療の知識も、新しい治療法の普及で、治療の専門化・細分化が進みつつあります。産業保健スタッフでも、労働者や主治医とコミュニケーションをとるときに難解な医療用語に困惑したり、事業者の理解が得られにくい状況が生じたりしたことがあるのではないでしょうか。

　そのような状況の中で、本増刊では事業場における両立支援を体系的に学ぶために、総論としての両立支援の目的、ガイドラインの読み方、人事労務との対応の方法、就業配慮のあり方といった一般的なことがらの解説を行いました。また、産業保健スタッフにぜひ知っておいていただきたい項目として、がん患者のストレスマネジメントについても解説しています。仕事はできるように見えても次第に蓄積するストレスは本人では気づきにくく、近くにいる上司や人事では仕事ができている以上対応しがたい分野のため、産業保健スタッフの対応が期待されています。

　さらに、比較的職場でよく見られる疾患群や特徴的な疾患群を各論として解説しています。各分野の第一線で臨床に携わっておられる先生方で、かつ、両立支援の経験が豊富な先生方による執筆です。辞書的な使い方ではなく、全体を通してお読みいただければ、産業保健スタッフのみなさまの「技」の向上につながるのではないかと思います。

2020 年 3 月

産業医科大学病院 両立支援科 診療科長　立石 清一郎

近年、わが国では、メンタルヘルス不調者の増加や、労働者の高齢化による疾患およびそのリスクを持つ人の増加などから、治療が必要な労働者が増えている状況にあります。それと同時に、医療技術や治療方法の進歩により、従来は入院が必要であった疾患の外来治療が可能となってきたこと、また「不治の病」とされてきた疾患における生存率の上昇などから、病気を抱えていても働くことのできる人も増加しています。生産年齢人口の減少により労働力不足が深刻化しつつある今日において、働く意欲のある人が就労を継続することは、安定した労働力の確保という側面からも企業にとって重要であり、また個人にとっても、長く働き続けられることは、経済力や生きがいを持つという側面から重要です。

　これらの背景から、治療と仕事の両立支援が社会的に重視されることとなり、厚生労働省は『事業場における治療と仕事の両立支援のためのガイドライン』『企業・医療機関連携マニュアル』を発行し、両立支援コーディネーターを養成するなど両立支援の充実に向けた対策を進めています。また、2019年4月より関連法案が順次施行されている「働き方改革実行計画」にも、「病気の治療と仕事の両立」が大きな項目として挙げられているのは、みなさんご存じのとおりです。

　本増刊号では、これらのガイドラインなどをベースとし、事業場においてさらに実践的に両立支援を進めることができるよう、Part 1では両立支援の基本的な考え方と、現場で支援を進める際の関係者との連携や本人への支援のポイント、そして全般的に必要な知識について、具体的に解説していただきました。Part 2では、出会う頻度の高い疾患の知識をアップデートするために、臨床で活躍し、かつ両立支援にも携わっている専門の医師のみなさまにご執筆いただきました。また、コラムとして治療と職業生活の両立の当事者となった方からの体験談もお寄せいただきました。私たち産業看護職にとって、支援のポイント（Part 1）、疾患の正しい知識（Part 2）、当事者の具体的な体験やその心理（コラム）はどれも重要な情報です。本増刊号がみなさまのお役に立つことができれば幸いです。

　2020年3月

　　　　　　　　　　　産業医科大学 産業保健学部 産業・地域看護学講座 教授　中谷 淳子

Contents

Part 1
両立支援のために
おさえておきたいポイント

産業保健スタッフに
必要な

両立支援に
欠かせない

疾患の知識と
最新の治療法

産業保健と看護
2020年春季増刊

Part 2

出会う頻度の高い
疾患の知識

執筆者一覧

編集・執筆

| 立石清一郎 | 産業医科大学病院両立支援科 診療科長 |
| 中谷淳子 | 産業医科大学産業保健学部産業・地域看護学講座 教授 |

執筆（掲載順）

木谷宏	県立広島大学大学院経営管理研究科 教授
監物友理	コマツ本社健康増進センタ 主査
森本英樹	森本産業医事務所 代表
大森美保	産業医科大学産業保健学部産業・地域看護学講座 助教
小田上公法	HOYA株式会社HOYAグループ OSH推進室 室長
平井啓	大阪大学人間科学研究科 准教授
三浦淳子	株式会社日本アクセス人事・総務部健康管理課
篠原義剛	産業医科大学病院薬剤部 副部長
三好綾	NPO法人がんサポートかごしま 理事長
佐伯覚	産業医科大学医学部リハビリテーション医学講座 教授
杉本香苗	産業医科大学医学部リハビリテーション医学講座 助教
荻ノ沢泰司	産業医科大学医学部第2内科学教室・両立支援科 学内講師
矢寺和博	産業医科大学医学部呼吸器内科学教室 教授
中野陽子	産業医科大学病院腎センター 助教
渡邊龍之	産業医科大学医学部第3内科学教室 講師
井上香	佐賀大学医学部附属病院肝疾患センター 助教
江口有一郎	佐賀大学医学部附属病院肝疾患センター 特任教授
平田敬治	産業医科大学医学部第1外科学教室 教授
井上譲	産業医科大学医学部第1外科学教室 学内講師
赤羽和久	赤羽乳腺クリニック 院長
田嶋裕子	産業医科大学医学部第2外科学教室 助教
金城泰幸	産業医科大学医学部産科婦人科学教室 助教
吉野潔	産業医科大学医学部産科婦人科学教室 教授
松浦祐介	産業医科大学産業保健学部広域・発達看護学 教授
富崎一向	産業医科大学医学部泌尿器科学講座 講師
藤本直浩	産業医科大学医学部泌尿器科学講座 教授
塚田順一	産業医科大学医学部血液内科 診療教授
村上美紀	産業医科大学医学部眼科学教室 非常勤医師／医療法人むらかみ眼科医院 副院長

Part 1

両立支援のために
おさえておきたい
ポイント

1 両立支援の目的

1 治療と職業生活の両立支援の定義とその背景

　産業の場で行われる両立支援は主に「治療と職業生活の両立」「育児・介護と職業生活の両立」の大きな二つの枠組みで議論されることが多いかと思います。本増刊号では、前者の「治療と職業生活の両立」への支援を取り上げており、以下、本項で述べる両立支援は「治療と職業生活の両立支援」を示すものとします。

　治療と職業生活の両立とは、「病気を抱えながらも、働く意欲・能力のある労働者が、仕事を理由として治療機会を逃すことなく、また、治療の必要性を理由として職業生活の継続を妨げられることなく、適切な治療を受けながら、生き生きと就労を続けられる」ことを意味します。裏を返せば、病気を持つ労働者が仕事を理由に適切な治療を受けない、または受けることができない、反対に治療や病気を理由に仕事を辞めざるを得ない実態があるといえます。

　たとえば、平成29年度国民健康・栄養調査[1]によると、糖尿病を強く疑われる人のうち約30%が治療を受けていないこと、とくに働き盛りである30代、40代男性の未治療者割合が高いことがわかっており、杉本らの調査[2]では、糖尿病の治療中断の理由として「仕事（学業）のため忙しい」が最も多いという結果が示されています。また、連続1カ月以上の療養を必要とする社員が出た場合に「ほとんどが病気休職を申請せず退職する」「一部に病気休職を申請せず退職する者がいる」とした企業は正社員のメンタルヘルスの不調の場合で18%、その他の身体疾患の場合は15%という調査結果もあります[3]。

　現在、病院などに通院しながら働いている人の数は1998年の1,519万人から、2016年には2,076万人と増加し、有業者の約3割を占めています[4]。また病気に限らず、働く女性の増加に伴い不妊治療と仕事との両立支援といった課題も出てきていることなど、いつ誰が治療と仕事の両立に悩む当事者になってもおかしくない現状にあります。一方で、働く場である事業場では両立支援の取り組み状況に差があり、支援方法や体制整備について悩む事業場担当者も少なくない状況です。

　産業保健では従来、安全配慮義務や労働者の健康確保対策の定めに則り、健診結果に基づく就業上の措置や疾病管理などが行われており、治療と仕事の両立支援もその位置づけで実施されてきました。しかしながら、病気を持つ労働者の増加や医療技術などの進歩、労働者の持つ疾患の多様化などから、より多くの事業場が多様なケースに対応する必要が出てきました。安定した人材の確保や定着、多様な人材の活用による組織の活性化、企業の社会的責任などの観点からも、すべての事業場で両立支援を進めていくことが求められています。とはいえ「必要性はわかるが、何をどのように進めてよいかわからない」という事業場も多く、そのために厚生労働省のガイドライン[5,6]やその他書籍などが発行されています。これらを参考にしながら、各企業の事情に合った両立支援を行っていきますが、支援を進めるうえでの基本事項として、次に両立支援の目的および両立支援に関わる人材・資源を整理し、第2項以降を読み進めていただきたいと思います。

② 両立支援の目的

1 働く人一人ひとりが幸せな職業生活、人生を送るため

　両立支援の大きな目的のひとつは、健康レベルや年齢、性別などにとらわれず、働く意欲のある人々がその能力を発揮しながら生き生きと就労を続け、健康で幸福な人生を過ごすことができるように支援することだと言えます。働くことは、生活に必要な収入を得ることだけでなく、多くの人々にとって所属・承認の欲求を満たし、自己実現や生きがいにつながる、人生での重要な意味を持ちます。これは看護の目的である「対象者一人ひとりに沿ったQOLの向上を目指し、その人らしい人生を送るための支援」と重なるものであり、看護職として専門性を発揮できる重要な役割ではないでしょうか。

　両立支援とひとくくりに言っても、病気の種類やレベル、治療内容、その人が病気になる前の健康状態と復職時の健康状態の違い、仕事内容の変化、仕事や生活への価値観、心配事や困りごとなどは、すべて異なります。事業場での体制や環境の整備、利用する社会資源などは同じでも、症状や治療方法の違いはもちろん、その人の思いや考え、関わる家族や同僚の思いや考えなどもすべて異なるものであり、マニュアル通りの支援ではうまくいかないこともあるでしょう。

　支援体制の整備は非常に大切なことですが、私たちを主語とした「支援する」を目的化せず、あくまでも働く人、一人ひとりがどのように働きたいか、能力を発揮

して生き生きと働くにはどのようなサポートが必要か、という「働く人」を主語とする視点を忘れずに、個別性に応じた配慮をしていく必要があります。また、ただ両立することが目的なのではなく、その人が生き生きと働き続ける過程を支援し続けることが重要であることも、常に認識しておく必要があります。

2 企業の活性化や生産性の向上、人材の確保

わが国では生産年齢人口の減少により、労働人口が今後50年でほぼ半減することが推定され、就労者の需要が増加しています。総務省の「日本の人口推移」[7]によると、15歳〜64歳までの生産年齢人口は7,545万1千人で、これは総人口の59.7％にあたり、比較可能な1950年以降、過去最低となっています。同時に、65歳以上の高齢（非就労）人口は増加しています。就労者の需要には、年齢や性別、健康状態に関わらず、元気で働く意欲のある高齢者の雇用促進、女性の雇用促進、疾病を持ちながらも働くことができ、その意欲もある人々が含まれています。企業にとって、事業を継続する上で安定した労働力の確保は重要な問題であり、それまで当該企業で育てた人材が病気を理由に退職することなく働き続けられることは、労働力不足の現状からもメリットが大きいでしょう。また、支援を受けた労働者本人の事業場への信頼や愛着にもつながり、さらにはそれを見ていたほかの従業員も「自分が当事者になっても会社は支援をしてくれる」という安心感や信頼につながります[8]。

人は、病気にかかるだけでなく、子育てや介護、学業、その他さまざまな生活背景を有しており、いつ「今の働き方」ができなくなるか、多少なりとも不安を感じることがあるかと思います。治療をしながら働くことができる柔軟な職場は、何らかの事情で働き方を変えざるを得ない状況が発生しても柔軟性を持って対応できると感じられ、周りの従業員にとっても、安心して働くことのできる職場だという認識を高めることができるのではないでしょうか。

さらに近年、健康経営やワークライフバランス、ダイバーシティが推進されており、従業員の健康や生活、特性に応じた人材活用が安定した労働力の確保や定着につながり、さらに生産性の向上や組織の活性化、企業の社会的責任などにもつながるとされています。これらの観点からも両立支援対策は企業にとって重要であるといえます。

3 社会全体での労働力の確保や社会保障費の削減

三つ目の目的は社会全体での意義です。わが国の生産年齢人口は年々減少しており、深刻な労働力不足が懸念されています。医療の進歩により、従来であれば仕事

を辞めざるを得なかった疾患でも、職場の配慮があれば治療を受けながら働き続けることができる人が増えており、これらの人を支援することで、個人の生活保障や事業場の活性化と同時に、社会全体での労働力不足を補い、さらには傷病手当金や働けなくなった場合の生活保護費など、社会保障費を抑えることにもつながります。

このように、治療と職業生活の両立支援は、個人の生活の質の向上、組織・事業場の活性化、社会全体の課題への対応という重要な目的・意義があります。両立支援の際には、働く人本人だけでなく、上司や同僚、組織、事業場にもメリットとなるよう留意して支援していくことが大切ですし、ひいてはそれが社会全体への貢献にもつながっていくのです。

3 両立支援に関わる人材・資源

治療と職業生活とを両立するためには、働く人が職場と医療機関の双方からサポートを受けられることが大切です。両立支援において重要になる人や資源について簡単に整理しておきます。

1 人事・労務担当者

疾患を持つ人が治療を行いながら職場復帰をしたり仕事を継続したりするためには、職場に明確なルールを設け、それを職場に周知する必要があります。具体的には、大きく以下の3点が挙げられます[8]。

①休業や職場復帰の際のサポート、職場復帰後のフォローなどの具体的な手順を記載したマニュアルの作成

②柔軟な勤務制度（短時間勤務、フレックス勤務、在宅勤務、リハビリ出勤、通勤上の配慮、柔軟な休憩の取得など）を取り入れた社内規則や規定の検討

③マニュアルや制度を社内に周囲するための、教育・研修

2 上司・同僚

社内の規則やルールは必要ですが、適用にあたっては普段接する職場の同僚や上司の理解がなければ、本人にとっては大きな負担となります。上司や同僚が以下のような取り組みを日頃から行うことで、両立が可能となります。

①部下や同僚の仕事の進み具合、健康状態などを把握し、声かけや配慮を行う

②日頃から、お互いを支え合う職場風土づくり

③人事労務部門や産業保健スタッフとの連携で、就業や健康に関する相談をしたり情報を得たりしやすい体制を築いておく

3 事業主

前述したマニュアルや社内規則の作成、支援体制の整備、職場風土の醸成を行っていくには、事業主がその重要性を理解し、基本方針を表明することが大切です。マニュアルや規則の作成、職場環境の整備、情報提供や研修、相談など実際の業務は人事労務担当者や産業保健スタッフが行いますが、まずは事業主が明確な意思を持って方針を表明すること、自らリーダーシップを発揮し、両立支援の推進を率先、後押しすることが期待されます。

実際には、治療と仕事を両立したくても、職場に病名を知られたくない人はいますし、医療機関からの支援の申し出に対しても「自分で職場に言うからあまり関わらないでほしい」という人もいるため、職場は相談しやすい体制を明確にすることや、実際の両立支援の事例の積み重ねにより「自分も相談できる」と思ってもらえるような、社員への安心感につなげることが大切です。そのためには事業場全体として治療と就労の両立支援に取り組むという表明が必要です。

4 主治医・医療機関

一定の医療機関では、従来から、診療時間の配慮や長期処方、入院せず外来での治療を行う、復職後の生活指導など、仕事と治療の両立支援が行われています[9]が、今後はより多くの医療機関で組織的に支援がなされることが期待されます。両立支援は本人の希望が起点となりますので、その希望を病院でキャッチし職場と連携をとることができれば、無用な退職も防ぐことができるでしょう。

主治医と医療機関が、患者が復職や就労継続をするために必要な情報（本人の健康状態や治療内容、就業上必要となる配慮など）を本人や職場に提供するとともに、本人や職場から業務の具体的な内容などの情報を入手して治療方法に生かすなどの配慮が行われれば、本人がより負担なく治療と就労の両立ができるでしょう。私たち産業看護職は、職場と主治医・医療機関をつなぐ重要な役割を担っています。

5 両立支援コーディネーター

主治医、職場、産業保健スタッフなどがスムーズに連携するために、医療や心理学、労働関係法令の知識を身に付け、連携のハブとして機能を期待されるのが両立支援コーディネーターです。両立支援コーディネーターは、治療就労両立支援モデル事業を展開している労働者健康安全機構が実施する研修プログラムを履修した人に与えられます。

6 産業保健総合支援センター

　産業保健総合支援センターは、両立支援を推進する役割を担っています。各センターによりサービスの内容は多少異なっていますが、概ね以下の両立支援サービスを提供しています。

①セミナー・研修の実施

②面談や電話での相談対応

③事業場訪問による個別支援

④復職に向けた職場の調整支援

　働く人、職場、それぞれの立場から相談できるため、外部機関として社員や職場に紹介しておくとよいでしょう。

　以上、両立支援に関わる主な関係者、関係機関を挙げました。私たち産業保健スタッフは、より個別に応じた支援をするために、事業主や職場・医療機関の関係者、社会資源の役割を理解し、それぞれに必要な情報の整理と共有、求められる支援の明確化と実施など、いわゆるコーディネート機能を担う役割があります。また、そのためには、看護職として労働者であり患者でもある個人に寄り添い、かつ受け入れる職場の関係者や同僚の気持ちにも心を寄せ、よりよい支援環境の醸成に貢献していきたいものです。

（中谷 淳子）

引用参考文献

1. 厚生労働省. 平成29年国民健康・栄養調査報告.
   https://www.mhlw.go.jp/stf/seisakunitsuite/bunya/kenkou_iryou/kenkou/eiyou/h29-houkoku.html
2. 杉本英克ほか. 通院中2型糖尿病患者における中断歴に関する多施設調査. 糖尿病. 56 (10), 2013, 744-52.
3. 労働政策研究・研修機構. メンタルヘルス、私傷病などの治療と職業生活の両立支援に関する調査. JILPT調査シリーズ No.112. 2013.
   https://www.jil.go.jp/institute/research/2013/documents/0112.pdf
4. 厚生労働省. 平成30年版厚生労働白書：障害や病気などと向き合い、全ての人が活躍できる社会に.
   https://www.mhlw.go.jp/stf/wp/hakusyo/kousei/18/index.html
5. 厚生労働省. 事業場における治療と職業生活の両立支援のためのガイドライン. 平成31年3月改訂版. 2019.
   https://www.mhlw.go.jp/content/11200000/000490701.pdf
6. 厚生労働省. 企業・医療機関連携マニュアル. 2019.
   https://www.mhlw.go.jp/content/000492960.pdf
7. 総務省統計局. 人口推計 (2018年10月1日現在).
   https://www.stat.go.jp/data/jinsui/2018np/index.html
8. 高橋都ほか. 企業のためのがん就労支援マニュアル. 東京, 労働調査会出版局, 2016, 150p.
9. 尾辻豊ほか. 産業医科大学病院における両立支援科・就学就労支援センター. 日本職業・災害医学会誌. 67 (5), 2019, 369-74.

2 就業配慮を構造化して理解する

1 はじめに

産業保健スタッフにおいて、事業場でのひとつの役割が、就業配慮の内容に関する検討です。就業配慮の目的は、労働者を安全・安心に就業させることにありますが、その内容を考えることはたいへん難しいと感じる産業保健スタッフも多いことと思います。

がん・脳卒中・心筋梗塞などの疾患に罹患した労働者は、病気に罹患する直前まではほかの労働者と同じように働いていることが一般的です。ある日突然、病気に罹患したことで、治療のために職場を一時的に離脱せざるを得ず、そしてまた同じように仕事をするために職場に戻ってくることになります。

治療を受けると、治療の合併症や薬剤の副作用などにより、一時的なまたは長期的な身体・精神の機能低下を来します。このような医学的な機能低下は、本人の説明のみならず、主治医などの治療スタッフに聴取することで、もれなく聴取することができます。しかしながら、医学的な機能低下はそのまま仕事に直結するメッセージにはならず、仕事文脈での翻訳が必要です。

その際に重要な二つの視点（安全配慮と合理的配慮）があり、産業保健スタッフが配慮を行う際に注意すべき点について、厚生労働省ガイドラインの「3. 治療と仕事の両立支援を行うに当たっての留意事項」でも構造化されて説明しています。本稿では配慮の点に絞って重要な点にフォーカスし解説します。

2 安全と健康の確保（安全配慮）

労働者が勤務するにあたり、事業者は安全・健康な環境を確保することが必要です。就労によって労働者の健康が損なわれたり、労働災害を引き起こしたりすることがないように配慮します。「●●という状況を回避するために△△の配慮を検討した」という文脈になります。このような配慮は、現在の身体状況と仕事とを組み合わせて検討することになります。①仕事をすることで病態生理的に体調悪化が予見される、②労働災害などの何らかの事故が発生する、ということから労働者を守

るための配慮内容を検討することになります。

　①の項目については臓器依存的な機能低下の問題が多く見られ、これを回避することを検討しなければなりません。具体的な例をいくつか挙げて説明します。

・がんの腰椎転移のある労働者に対して、重量物作業制限を検討した

・心筋梗塞後の心機能低下のある労働者に対して心拍数の上がる作業の制限を検討した

・肝炎による肝機能低下のある労働者に対して肝障害のある薬剤の作業制限を検討した

・関節リウマチを発症した指先の痛みや可動制限のある労働者に対して引き金付き工具の作業制限を検討した

・免疫抑制薬を内服中で骨髄抑制による易感染性の労働者に対して人混みでのイベント業務制限を検討した

　②の項目については、失神や認知機能低下を来す病態が、労働災害や同僚・公衆を巻き込む事故を起こすことを念頭に検討します。以下に具体例を挙げます。

・致死性不整脈に対して心臓デバイス装置の埋め込みを行った労働者が失神発作による転落事故を防止するため高所作業の是非を検討した

・脳卒中後の高次脳機能障害のある労働者が注意力障害による労働災害を防止するためプレス作業の是非を検討した

　この種の配慮を行うには、正確な医療情報がなければ対応が困難になります。したがって、主治医とコミュニケーションをとり、医療情報を収集することが重要です。労働者本人がしっかりと病態を理解している場合においては、必ずしも主治医に情報を聞く必要がないと思う方もいるかもしれません。しかしながら、治療は日進月歩です。たとえば、免疫チェックポイント阻害薬の副作用として、自己の免疫が臓器を攻撃することによる副腎不全・甲状腺機能低下症などがあり、就業に影響を与えることがあるといったように、新しい治療の副作用を、その分野の専門家でない産業保健スタッフがすべて知りうることは困難です。また、このような情報は患者が把握していないことも多く、主治医とコミュニケーションをとることにより病勢悪化を防ぐことの一助になると考えられます。

　それでは、主治医が就業配慮についてコメントしたほうがいいかというと、そうではありません。主治医は専門の治療についてはプロフェッショナルですが、職場

の情報についてはそうではありません。主治医の立場では、仕事の情報をどんなに丹念に患者やその上司から聴取したとしても、全体像を把握することはなかなか困難です。百聞は一見に如かず、仕事の中身や就業配慮の方策については、産業保健スタッフのほうがよりよい検討ができると思われます。

　とくに、両立支援が必要になる疾患の多くは私傷病です。仕事が影響して体調が悪くなったのであれば、原因となった仕事を特定して制限を検討すればよいのですが、私傷病の場合は、網羅的に仕事の状況を精査したうえでの就業配慮という流れになります。産業保健スタッフ側が主治医に聞きたいポイントを絞り、就業配慮の是非を議論するほうがリーズナブルであると思われます。これをサポートするツールが、厚生労働省のガイドラインに記載されている「勤務情報提供書」です。

　就業配慮の方策については、上記の具体例をもう一度確認してください。安全配慮の検討を行うと、どうしても作業制限という考え方になりがちです。作業制限は配置転換につながることもあり、新たに仕事を覚え直したり、人間関係を構築し直したりすることは、労働者本人にとって負担となることもあります。できる限り現在の仕事が続けられるような方法を、上司、労働者を含めて全員で検討してみるという視点も重要だといえます。

❸ 個別事例の特性に応じた配慮（広義の合理的配慮）

　これまでの調査の中で、上記のような安全配慮に合致しないような配慮についても、産業保健職は無意識のうちに対応していたことがわかっています。

・歩行困難のある労働者に対して近くの駐車場の使用を許可した

・視力低下のある労働者に対してパソコンの入力支援装置を準備した

　このように、安全や健康を脅かすとはいえなくとも、就業にあたり社会的障壁となりうる環境や移動、仕組みなどを変更・調整することが重要になります。こうした配慮を合理的配慮といいます（狭義の合理的配慮は障害者基本法や障害者差別解消法などで規定されており、対象者は「身体障害、知的障害、精神障害（発達障害を含む）、その他の心身の機能の障害がある者」となっています）。

　ほとんどの職場は、障害のない人にとって都合のよい設計がなされており、マイノリティである障害者にとっては不便な職業生活を強いています。合理的配慮は、誰しもが参加できる社会障壁のない社会、すなわち「一億総活躍社会」を達成するうえで、たいへん重要な概念であるといえます。この考え方は、病気による障害の

みならず、育児・介護などさまざまな「働きづらさ」を持つ労働者への解決アプローチにも役立ちます。なお、合理的配慮は「本人の申し出」に基づいて対応することが基本であるため、申し出やすい環境整備が行われることも重要です。

4 おわりに

　以上、産業保健スタッフが就業配慮を考える際に、配慮検討するための二つの視点を解説しました。このように構造化しておけば、最終的な意思決定者である事業者にとって産業保健スタッフの提案する就業配慮の内容が理解しやすく、結果的に受け入れられやすくなるのではないかと思われます。そのことは、労働者にとってもメリットがあると考えられます。

（立石 清一郎）

3 両立支援における メンタルヘルス不調と 身体疾患との相違点

◼️ はじめに

　ほとんどの職場では、すでにメンタルヘルス不調者に対する実践を積んでおり、身体疾患患者の両立支援と何が違うのか、戸惑っている産業保健スタッフも少なくないのではないかと思います。基本的な考え方は同じでよいのですが、相違点を知れば、よりよい支援につながります。本稿ではそれぞれの一般的な特徴を記述し、両立支援の特徴部分にフォーカスした支援の方策の一例を示します。

◼️ 一般的なメンタルヘルス不調の特徴

　職場のメンタルヘルス不調は、多くの場合、徐々に仕事ができなくなっていく傾向があります。仕事に事例性が出てきた段階で、上司が産業保健スタッフに相談に来るケースが多く見られます。仕事のストレスや人間関係の悪化なども業務との関連性があります。復帰の際には、対応すべきストレス源が本人にも周囲にも想定しやすいものであれば、当該業務や人間関係の調整に時間をかけて対応することで、再発を防止することが可能です。治療内容も大幅な変更があることは比較的稀で、診断が確定した後は治療のために突然休むということも少ないでしょう。

　職場からの評価については、本人が休む前の仕事ができない状況を見ているため、自分たちの業務量が増えることを懸念するなどの理由で、一般的には受け入れがあまりよくありません。本人もまた、体調を崩した原因となった仕事を始めることに自信がない一方で、焦りからできると思い込んだり、あるいはできないと思っていてもできると主張することなど、さまざまです。

◼️ 一般的な身体疾患患者（私傷病）の特徴

　私傷病である身体疾患の典型的なものはがんです。がんを想定して説明しますと、診断されてから治療が開始されるまでの間は、多くの場合、仕事はほとんど診断前と同じようにできています。治療に入ったときに突然休職することになります。がんに罹患したことについて同情的である職場は多いものの、復帰の際には以前と同じ仕事を要求されることが多くなります。本人も「以前できていたことだから」と

表1 職場から見た、メンタルヘルス不調と身体疾患の職場復帰の相違点

	メンタルヘルス不調	身体疾患
発症様式	徐々に	突然
業務起因	関連あり	関連なし
休職前の仕事	影響あり	影響なし
業務への影響	ある程度想定可能	想定困難
安全配慮の想定	ある程度想定可能	想定困難
同僚の受け入れ	あまりよくない	同情的
治療スケジュール	想定可能	想定困難

復帰してみたものの、思いのほか体力が低下しており、仕事ができず、復帰後しばらくして就業をあきらめるケースが多く見られます。

4 両立支援におけるメンタルヘルス不調と身体疾患との相違点

　両立支援におけるメンタルヘルス不調と身体疾患との相違点を **表1** に示します。身体疾患の両立支援のツボは、この相違点を理解することにあるのではないかと思います。

　私傷病の発症は、業務とは全く関連がないため、復帰の際に同じような仕事ぶりを期待する職場も多くあります。実際には治療による合併症や副作用のため、働くことに困難があったとしても、職場の人の目には見えない問題であるため理解しがたく「100%になったら戻ってきてね」と言われる患者・労働者も多く存在します。逆に、本人の意向とは関係なく、極端に業務負担の少ない仕事に割り当てられ、モチベーションを下げるケースなどもあります。

　がん患者の離職率は3割程度です。さまざまな周囲とのギャップに苦しみ、「職場に迷惑がかかるから」と感じて辞めていくケースが最も多いと考えられています。

5 相違点を意識した両立支援

　職場復帰の際には、疾病により損なわれた就労能力を評価することが必要となりますが、休んだ後は就労能力が低下しているため、職場の人から見ると、どこをどう配慮したらいいか、わかりづらい傾向があります。

　がん患者が職場復帰するときには、本人と周囲のイメージが合致しないということがまず問題点として挙げられます。両立支援は、基本的には「本人の申し出」か

らスタートしますが、自らのイメージが適切にとらえられていないときには、産業保健スタッフの力が必要になります。具体的には、職場復帰の意見書を主治医から提供を受ける前に、「要求されている業務」「職場内で実践可能な配慮」などについて記載された「勤務情報提供書」を作成し、それに基づき主治医に意見書の発行を受けて、一つひとつ「できること」「現状では避けたほうがよいこと」について話し合いながら「職場復帰プラン」を作成します。このプランでは、長期的なゴールと短期的なゴールとを決めておくとよいでしょう。

　また、治療スケジュールの変更による体調の変化などについても、事前に検討しておくとよりよいと思われます。自己・自他のイメージをできるだけ合わせるように努力していくことが、労働者の負担を減らすことにつながります。

（立石 清一郎）

4 事業場で両立支援を行う際の基本的な流れ：ガイドラインを中心に

▮ 「事業場における治療と職業生活の両立支援のためのガイドライン」とは

2016年2月、厚生労働省より「事業場における治療と職業生活の両立支援のためのガイドライン（以下「ガイドライン」）」が公表されました（次頁**図1**）。これは、治療を必要とする労働者が仕事を継続することによる病状の悪化を回避すること、適切な就業上の措置によって治療に対する配慮を行う事業場の参考となることを目的としており、関係者の役割、事業場での環境整備、個別労働者への支援の進め方などをまとめたものです。

軽い疾病の場合は、本人の判断と裁量をもって治療と仕事のバランスについて決定を下すことは容易ですが、継続的な治療が必要となる場合には、本人と事業場の双方の判断と合意が必要となります。さらには医療の専門家である主治医の情報や意見も重要であり、産業医のアドバイスも必要となるでしょう。その際に本人、事業場、医療機関などにおける多くの関係者が情報を正しく共有して適切な連携を行い、中長期的な見通しに基づいて本人（また家族）と事業場の両方にとって望ましい意思決定を行うことは至難の業です。

たとえばがんに罹患し、適切な治療によって継続就業が可能であるにも関わらず、潔く退職した末に経済的・心理的に多大なダメージを被った従業員は少なくありません。同時に、どのように支援すべきかがわからず、貴重な人材を失った事業場も損失を被ることになります。誰もが活躍できる社会が必要であるならば、非正規雇用者、女性、高齢者、外国人のみならず、治療と仕事を抱える労働者の支援は喫緊の課題となります。ガイドラインが挑むのは、まさにこの課題だといえるでしょう。従来は企業の規模や方針、疾病の種類や病状、主治医・産業医の意識、あるいは本人の能力や上司との関係に応じて個別に行われていた治療と仕事の両立支援が、事業場や社会におけるルール化へ向けて踏み出した「小さな」第一歩なのです。

ガイドライン策定から半年後に首相官邸で開催された働き方改革実現会議では

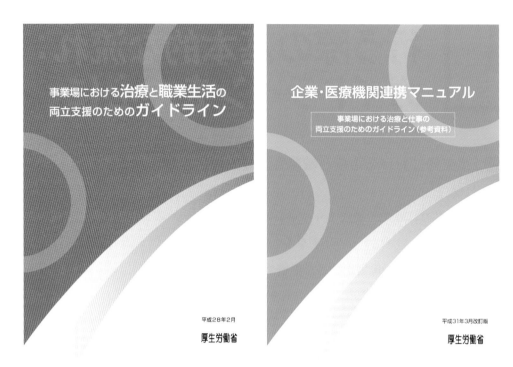

図1 事業場における治療と職業生活の両立支援のためのガイドライン

図2 企業・医療機関連携マニュアル

「病気の治療、子育てや介護と仕事の両立」の検討が表明され、2017年3月の働き方改革実行計画における「7 病気の治療と仕事の両立」として

　①会社の意識改革と受け入れ体制の整備

　②トライアングル型支援などの推進

　③産業医・産業保健機能の強化

が掲げられました。治療と仕事の両立は企業のみならず、地域や社会においても重要なテーマになっています。次にガイドラインの概要について、主に事業場で両立支援を行う視点から解説を行います。

2 ガイドラインの概要

　ガイドラインは主に事業者、人事労務担当者および産業医や保健師・看護師などの産業保健スタッフを対象としていますが、労働者本人や家族、医療機関関係者など、支援に関わる人々にも活用可能なものです。また、ガイドラインは、がん、脳卒中、心疾患、糖尿病、肝炎、難病など、反復・継続して治療が必要となるあらゆる疾病を対象としており、短期で治癒する疾病は対象としていません。職場におい

て大きな課題であるメンタルヘルスについても、継続加療が必要な場合にはその対象としている点に注意が必要です。

1 治療と仕事の両立支援を巡る状況

　少子・高齢化の進行に伴って職場の高齢化が進んでおり、労働者の治療と仕事の両立への対応が必要となる場面は増加しています。また、近年の診断技術や治療方法の進歩により、かつて「不治の病」とされていた疾病における生存率が向上し、「長く付き合う病気」に変化しつつあります。しかし、仕事上の理由で適切な治療を受けることができない場合や、疾病に対する労働者自身の不十分な理解や職場の理解・支援不足により、離職に至るケースは少なくありません。

2 治療と仕事の両立支援の意義

　事業者が疾病を抱える労働者を就労させると判断した場合に、一定の就業上の措置や治療に対する配慮を行うことは、労働者の健康確保対策に位置づけられます。さらに、企業が両立支援を行うことによって、継続的な人材確保、人材の定着、生産性の向上、健康経営の実現、多様な人材の活躍、社会的責任の遂行、ワーク・ライフ・バランスの実現といった多くの経営メリットが期待できるでしょう。

3 治療と仕事の両立支援を行うにあたっての留意事項

①本人の申し出を促す環境整備

　治療と仕事の両立支援は私傷病である疾病に関わるものであり、本人から支援を求める申し出がなされたことを起点として取り組むことが基本となります。申し出に関する社内ルールの作成と周知、全社員や管理職に対する研修などによる意識啓発、相談窓口や情報取扱方法の明確化など、本人の申し出が行いやすい環境や風土を整備することが重要です。

②治療と仕事の両立支援の特徴を踏まえた対応

　対象者は、入院、通院、療養のための時間の確保が必要になるだけでなく、疾病の症状や治療の副作用・障害などによっては、従業員自身の業務遂行能力が一時的に低下する場合もあります。時間的制約に対する配慮だけでなく、健康状態や業務遂行能力も踏まえた就業上のきめ細かな措置（一時的な配置転換や試し通勤制度の適用など）も必要となります。

③対象者・対応方法の明確化

　事業場の状況に応じて、社内ルールを労使の理解を得て制定するなど、両立支援

の対象者と対応方法を明確にしておくことが必要であり、非正規雇用者についても
その対象となります。この点に関しては、経営者自らが基本方針を定め、明文化お
よび社内に周知しておくことが重要です。経営理念や健康経営宣言などと連動させ
ることが効果的でしょう。

④**個人情報の保護と本人の同意取得**

　両立支援には、症状や治療の状況などの情報が不可欠です。これらは機微な個人
情報であることから、労働安全衛生法に基づく健康診断において把握した場合を除
いて、本人の同意なく取得できません。しかし、2019年4月に施行された改正労
働安全衛生法では「健康情報取扱規定」を定めることが事業場に義務付けられ、同
意取得の手続きが明確になりました。

⑤**両立支援に関わる関係者間の連携**

　さまざまな関係者が連携することで、適切な両立支援が可能となります。事業場
関係者（経営者、人事担当者、上司・同僚、労働組合、産業保健スタッフなど）、
医療関係者（主治医、看護師、MSWなど）、地域関係者（産業保健総合支援セン
ター、治療就労両立支援センター、保健師、社会保険労務士など）、そして本人と
その家族など、関係者が多岐にわたる点に注意が必要です。

4 両立支援を行うための環境整備

　上記の留意事項を踏まえて、両立支援の環境整備に着手することとなります。取
り組みにあたり、事業場でまずなすべきことは、両立支援に関する周到な情報収集
です。ガイドラインをしっかりと読み込み、他社事例をセミナー・ホームページ・
書籍・雑誌などで収集し、助成金などの公的支援についてもアンテナを張り巡らす
とよいでしょう。なお、これらと併せて従来の定期健康診断やがん検診の見直し
（健康情報の取り扱い、受診・再診の勧奨方法、無償化の検討、データヘルス・コ
ラボヘルスの着手など）も検討しましょう。

①経営者による基本方針等の表明と従業員への周知…衛生委員会などの活用

②研修等による両立支援に関する意識啓発…管理職を含めた全員が対象

③相談窓口の明確化…専任部署、産業保健スタッフ、人事労務担当者など

④両立支援に関する制度・体制の整備

　　・休暇制度、勤務制度の整備：時間単位の年次有給休暇、傷病休暇・病気休暇、
　　　時差出勤制度、短時間勤務制度、在宅勤務（テレワーク）、試し出勤制度など

・従業員から支援を求める申し出があった場合の対応手順、関係者の役割の整理

・関係者間の円滑な情報共有のための仕組みづくり

・両立支援に関する制度や体制の実効性の確保策

・労使等の協力体制の構築

5 両立支援の進め方

　このように、両立支援の背景、重要性、留意事項を十分に理解し、実施前の環境整備が整った段階で（実際は「整えながら」）、具体的な両立支援を実行することになります。両立支援を成功させるコツは、必要な情報を過不足なく様式に集約し、本人−上司−産業医−事業場−医療機関の間でタイムリーに共有し、迅速な意思決定を行い、丁寧に取組み実施とフォローアップを行うことにほかなりません。ガイドラインの分冊として、以下の各様式の作成・確認ポイントを説明した「企業・医療機関連携マニュアル」も公表されたので、活用するとよいでしょう（p22 図2）。

①「勤務情報提供書」の作成（労働者・事業者→主治医へ）

　勤務情報提供書は、主治医が労働者の業務に関する情報を踏まえたうえで、就業継続の可否や就業上の措置、治療に対する配慮について意見を述べることができるように情報提供を行うものです。職務上、最低限必要となる作業や要件（通勤の状況など）、働き方（業務内容、労働時間、立ち仕事、出張ありなど）、職場環境（休暇がとりやすいかなど）を本人・上司・産業医らの意見を参考にしながら記入し、主治医へ提供します。

②「治療の状況や就業の可否等に関する主治医意見書」の作成（主治医→事業者へ）

　両立支援を必要とする労働者は、支援に必要な情報（病名、症状、治療の状況、就業継続の見立て、必要な配慮、措置期間など）を主治医から収集して事業者に提出します。労働者による依頼や説明などが難しい場合は、産業医や人事担当者が労働者の同意を得たうえで主治医から情報収集することも可能です。主治医の意見は就業継続における重要な判断材料ですが、あくまでも参考情報として事業者の裁量を残すことが望ましいでしょう。

③「両立支援プラン」「職場復帰支援プラン」の作成（労働者・事業者・産業医・上司）

　事業者は主治医および産業医らの意見を勘案して就業継続の可否を判断します。就業継続が可能と判断した場合には、就業上の措置および治療に対する配慮の内

容・実施時期などを両立支援プランにまとめます。長期の休業が必要と判断した場合には、主治医（「復職の可否等に関する主治医意見書」）や産業医らの意見、本人の意向、上司の考えなどを総合的に勘案し、就業上の措置および治療に対する配慮などを職場復帰支援プランにまとめます。

　このように、関係者によるきめ細かな取り組みの実施とフォローアップとを継続し、職場の同僚への配慮も行いながら両立支援は進んでいきます。なおガイドラインでは、この後に「6 特殊な場合の対応」として、実施後（予後不良、障害発生、再発時など）のノウハウも示されています。また巻末に参考資料として、様式例集、各種支援制度・支援機関に関する情報、「がん、脳卒中、肝疾患、難病に関する留意事項」も掲載されていますので、参考にしてください。

3 今後の課題と取り組み

　さて、このように画期的なガイドラインがまとまったわけですが、今後の両立支援については新たな課題も明らかになっており、すでにさまざまな取り組みも始まっています。

1 両立支援の啓発

　関係団体（労働局、労働基準監督署、都道府県、経営者団体、労働組合、医療機関、職能団体、関連学会など）による広報活動が不可欠です。残念ながらガイドラインの認知率は未だ低い状況にあると言わざるをえません。たとえば、筆者が2017年に行った全国93の患者団体調査では、「（内容まで含めて）よく知っている」と答えた団体は回答数の約1割であり、約4割の団体は「よく知らない」と回答しています。

2 企業に対する支援

　経営者および管理者の意識改革と知識提供が急務であり、積極的な取り組みを行っている企業を表彰する制度（東京都「がん患者の治療と仕事の両立への優良な取組を行う企業表彰」など）が有効です。民間レベルでも、企業向けの研修プログラムや両立支援診断指標の開発が始まっており、国による産業医に対する両立支援研修も活発に行われています。さらに、両立支援に関する好事例を収集・蓄積したデータベースの構築や活用、小規模事業場に対する窓口設置と体制強化も進んでおり、地域産業保健センターには両立支援促進員が配置されることとなりました。

3 労働者自身による取り組みの支援

両立支援の起点が本人の申し出であることを先に述べました。会社がどんなに素晴らしい制度を準備しても、従業員が支援を申し出ず、会社が罹患を把握できない限りは支援の施しようがありません。そのためには環境整備に加えて、健康者を含めた全員が医療に関する知識（ヘルスリテラシー）を習得する機会や、みなで体験を共有できるネットワークなどが必要でしょう。また、病気予防に向けた自己管理、経済的な備え、各種保険の加入など、労働者自身による日頃からの取り組みを啓発していく必要もあります。

4 おわりに：ダイバーシティ・マネジメントとしての両立支援

治療と仕事の両立支援は、企業における人事管理の変革を求めることにもつながるでしょう。企業における従来の人事管理は「健康な日本人の男性正社員」というモデル人材に焦点を当てたものであり、疾病を抱える従業員の存在を前提に組み立てられたものではありませんでした。非正規雇用者の増加や女性の活躍、さらにグローバル化の進展などにより、ダイバーシティ・マネジメント（多様な人材の管理）の推進が求められる中、今後の企業は疾病を抱える従業員も多様な人材のひとりであるととらえねばなりません。働く誰もが要治療者になる可能性があることを日常から意識し、要治療者となった従業員への対応を、女性の活躍推進や高年齢者・外国籍の従業員への対応と同列のものとして進めるべきでしょう。

従業員は決して不死身のサイボーグではなく、一人ひとりが血の通った人間であり、誰もが心や体を傷める可能性があります。それを前提にこれまでの人事管理を組み立て直し、働き方改革を起点としたダイバーシティ・マネジメントに取り組むことが求められています。ガイドラインはその実現に向けた、実は「大きな」第一歩であり、これからの企業における人事改革に期待したいと思います。

（木谷 宏）

引用参考文献

1. 木谷宏.「人事管理論」再考：多様な人材が求める社会的報酬とは. 東京, 生産性出版, 2016, 276p.
2. 厚生労働省. 事業場における治療と職業生活の両立支援のためのガイドライン. 平成31年3月改訂版. 2019.
   https://www.mhlw.go.jp/content/11200000/000490701.pdf
3. 厚生労働省. 企業・医療機関連携マニュアル. 2019.
   https://www.mhlw.go.jp/content/000492960.pdf
4. 森晃爾. 企業・健保担当者必携！成果の上がる健康経営の進め方. 東京, 労働調査会出版局, 2016, 240p.
5. 中川恵一ほか. がんは働きながら治す！：一億総活躍社会のためのがん教育. 東京, 労働調査会出版局, 2017, 264p.
6. 高橋都ほか. 企業のためのがん就労支援マニュアル. 東京, 労働調査会出版局, 2016, 150p.
7. 豊田章宏. 復職コーディネーターハンドブック：脳卒中リハビリテーション分野. 労働者健康安全機構, 2016.

5 人事・総務との連携の ポイント

1 はじめに

　産業保健活動を展開していく上で、人事・総務との連携は欠かせません。これまでも、たとえば、メンタルヘルス不調者の職場復帰支援という枠組みにおいて、職場の上司とともに人事・総務と連携しながら対象者を支援してきたことと思います。しかしその際、守秘義務と情報共有の兼ね合いに悩んだり、連携していく上で困難さを感じたりすることはなかったでしょうか。

　人事・総務と産業保健スタッフとが、相互理解を深め信頼関係を構築し、仕事と治療の両立支援においても連携が強化されるよう、筆者の勤務するコマツにおける取り組みについて、いくつかのポイントを挙げ紹介していきます。

2 人事・総務の役割と機能

　人事・総務の役割は、経営資源の一つである「人材」を最大限に活かすことにあるといわれています。会社の規模や体制、地域などによっても異なりますが、人事・総務の機能としては、採用、教育、人事評価、労務管理、給与計算、福利厚生など、さまざまなものが挙げられます。今、「働き方改革」「ダイバーシティの推進」「定年延長」といったさまざまなキーワードのもとに企業の変革が求められる中、人事・総務の役割や機能も多種多様になっています。

　両立支援という枠組みにおいては、人事・総務にはどういった役割や機能が求められるのでしょうか。『企業（上司・同僚、人事労務、事業主）のための「がん就労者」支援マニュアル』には、人事労務が取り組むべき課題として

①社内規則・規定・手順の確認・見直し

②緊急事態への対応・ルール化

③休業・休職者情報の取得とプライバシーへの配慮

④事例発生時のがん就労者への説明事項

⑤人事としての就業配慮への関わり方

⑥社内外の連携

という6つのポイントが挙げられています[1]。これらは「がん就労者」に限らず、ほかの病気を抱えながら働く社員にとっても同様です。

1 制度の導入における産業看護職の役割

当社では、以前から人事制度としてフレックス勤務や短時間勤務など、さまざまな勤務形態が取り入れられてきました。さらに、ここ数年で、年次休暇とは別に、私傷病の際に取得できる「ライフサポート休暇制度」や「在宅勤務制度」といった新たな人事制度も導入されています。2019年度からは「不妊治療休職制度」も導入されました。この制度の導入にあたっては、不妊治療を受けている社員からの声に対し、助産師資格を持つ産業看護職がサポートに入り、人事部門が制度を構築していったという経緯もあります。健康面に直接関わる人事制度を見直す際は、社員の身近な存在である産業看護職が社員から生の声を聴き、専門職としての視点を交えて人事へ伝えていくことも重要な役割です。このような活動を経て、当社でも働きやすい環境が整ってきていると感じます。

2 連携のポイント

人事制度が充実することは、両立支援を進めていくうえで欠かせない環境整備の側面がありますが、規則化することで柔軟な対応ができなくなる恐れもあります。特に会社の規模が大きくなれば、事業部門ごとに人事・総務があり、方針や対応に差が生じることも少なくありません。また、会社には明文化されていない暗黙のルールや、人事・総務内のみで運用されている内規などがあったり、人事担当者の異動も加わると、どうしても社員への対応がばらつくことがあります。

産業看護職としては、人事担当者の判断や対応の違いを理解し尊重しつつも、社員にとって不利益とならないことを念頭に置きつつ、人事・総務と連携していく必要があります。そのためには、制度の変更時にはその内容をよく理解し、社内規則・規定などはすぐ活用できるよう、あらかじめ準備しておくことが大切です。

両立支援においては、人事・総務と産業看護職とがお互いの役割・機能を理解することが必要ですが、そのためには日常的なコミュニケーションが欠かせません。メールや電話による連絡に終わらず、できるだけ直接会話する機会を持つことも重要です。ちょっとした気遣いや感謝の言葉、笑顔での会話といった産業看護職の持ち味を生かしましょう。ときには産業医と看護職とでは人事担当者の態度が違う！と感じることがあるかもしれませんが、そうしたときも腹を立てず、まずは相手を

理解することから始めれば、相手の考え方や立場の違いが明らかになるはずです。

3 連携と役割分担

　人事・総務と産業看護職との信頼関係構築を基盤にしたうえで、役割分担を意識していくことも重要です。産業看護職は、問題を抱えている社員をサポートする際に「なんとかしてあげたい」という思いが強く出ることが少なくありません。社員の気持ちや立場に寄り添うこと、全人的・多角的な視点をもって社員をサポートしていくことは大切です。たとえば、業務のミスマッチや職場の人間関係が社員の健康上の課題に影響していると考えて助言することもあります。しかし、私たちがサポートしているのは本人のみならず、上司や同僚であり、職場・組織全体でもあります。ときには「あそこに言えば異動させてくれる」というように、病気への配慮を人事異動に利用されるリスクがあることを念頭に置く必要もあります。逆に良かれと思って対応したことで、「相談したら異動させられた」ということにもならないよう、慎重な対応が求められます。

　このように、産業看護職の役割範囲を超えないよう、自分の権限が及ばない内容については「課題の分離」を意識しておくことも必要です。産業看護職として社員の健康上の課題に目を向け、人事・総務や上司、産業医らと連携しながら、チームの一員として関わっているという意識を持っておくことが重要です。

3 情報の受け渡し

　私傷病に関する休業診断書や、救急搬送や重篤な疾患が発生したという情報などを、産業保健スタッフが把握できる体制は確立されているでしょうか。産業保健スタッフが知らないうちに、就業上の配慮が必要な社員が休業後に職場復帰していたということが、かつて当社でもありましたが、現在は人事・総務からの情報提供や相談が入るようになっています。

　タイムリーな情報把握を可能にするには、事象発生時の情報伝達や対応を社内ルールとして明文化し、周知しておくことはもちろんですが、一つひとつの事例へ関わる際には、専門職として適切な対応の積み重ねも大切です。「産業保健スタッフに相談したことで適切な医療機関へ素早くつながった」「復帰にあたり適切な助言や指示を受けられた」など、相談してよかったと感じてもらえるよう、専門職としての丁寧で適切な対応が求められます。なお当社では「治療と仕事の両立支援の窓口」として、各事業場の産業看護職が担当者に選出され、社内イントラネット上に

掲示されています。

事例紹介

　両立支援の際に職場で必要と考えられる合理的配慮の内容について、産業医の意見がきちんと職場に伝わるような仕組みづくりも必要です。当社の本社事業場では、本人、上司、人事、産業医、産業看護職が合同で面談し、その場で就業上の配慮に関する合意形成を行っています。また、「就業に関する産業医意見書」を本人同意のうえで発行し、人事・総務が原本を、本人・上司・産業保健スタッフが控えを保管しています。

　ここでAさんの事例を紹介します。Aさんは50代の男性で、肝硬変と診断されました。1カ月半の入院治療と1カ月間の自宅療養後、主治医からの診療情報提供書に「週1回の外来通院を継続しながら就労可能」と記載されており、上司や人事はすぐに職場復帰できるという理解でいました。しかし、職場復帰予定直前に産業医が電話で面談を行ったところ、症状が悪化しており、電車通勤も困難な状態でした。結局は自宅療養を継続することになり、独居だったこともあって、人事と上司が自宅近くまで訪問し、状況確認および人事的な説明を行うという対応となりました。「肝硬変」とひと口に言っても、病状のレベルには大きく差があります。主治医から出る診断書だけでは、どのレベルなのか、今後どのような経過をたどるのかを判断しにくい場合もあります。「疾病性」ではなく「事例性」に焦点をあて、働く上で影響を及ぼす可能性も含め、人事や職場に解りやすくかみ砕いて説明できるよう、情報収集することも大切です。

４　個人情報保護

　産業保健スタッフが取り扱う社員の健康情報は、法律で定められたルールに則り、適切に扱うことが求められています。

　改正個人情報保護法において「要配慮個人情報」が定義され、不当な差別、偏見その他の不利益が生じないように取扱いに配慮を要する情報として、人種、信条、社会的身分、病歴、犯罪の経歴、犯罪により害を被った事実などのほか、身体障害、知的障害、精神障害等の障害があること、健康診断その他の検査の結果、保健指導、診療・調剤情報などが含まれています[2]。「要配慮個人情報」を取得する場合は、利用目的の特定、通知または公表に加え、あらかじめ本人の同意が必要であり、オプトアウトによる第三者提供はできないので、注意が必要です[3]。

また、働き方改革関連法による労働安全衛生法の改正に基づき、「労働者の心身の状態に関する情報の適正な取扱いのために事業者が講ずべき措置に関する指針」が策定されました[4]。この指針は、労働者の心身の状態の情報の取り扱いに関する原則を明らかにするとともに、事業者が策定すべき取扱規程の内容、策定の方法、運用などについてとりまとめたものです。2019年3月には、この指針の中で策定が求められている「事業場における心身の状態の情報指針に基づき事業場ごとに策定された取扱規程」について、その策定の手引きが公表されました[5]。この手引きには、健康情報等の取扱規程のひな形も紹介されていますので、健康情報等に関する社内規程が明文化されていない場合は、この手引きを参考に作成されることをお勧めします。

5 守秘義務と情報共有

　人事・総務との連携において、産業看護職として最も悩ましい点が、守秘義務と情報共有とのバランスではないでしょうか。社員への対応において、明らかに自傷他害の疑いがある場合は守秘義務違反にならないことから、判断に迷うことなく対応できるでしょう。しかし、社員から「これは、○○さんだから話すけど……」と言われた場合、「このことは他の人にはいっさい話をしてはならない」と強く思うのではないでしょうか。看護職には法律で守秘義務が課せられています。だからといって、人事・総務から社員に関する情報提供を求められた場合、「私たちには守秘義務があるから言えません」と終わらせるだけでよいのでしょうか。

　本人が情報を関係者に伝えることを拒む場合、「この人は目の前の問題だけを見て、視野狭窄に陥っていないか？」といった視点を持つことで対応は変わってきます。まずは本人の気持ちを十分に受け止めつつ、関係者と情報共有することで生じる本人のメリットとデメリットとを説明し、同意を得られるような働きかけも必要です。どこまでの情報を、誰とは共有してもよいのか、と切り分けて確認していくと、案外この部分はこの人であれば共有してもOK、となる場合もあります。

　社員は「人事にまで話が届いたら、自分の将来はもうない」といった誤解を持っている場合も少なくありません。「あそこに話をすると、なんでも人事まで話がいってしまう。だから、あそこには相談しないほうがいい」といった噂が立ち、相談者が来なくなっては、本来の役割を果たすことができません。しかし、本人にとって何が最適な対応かということを常に念頭に置いて対応すれば、人事・総務と情報

共有することが必要だという選択肢も生まれるはずです。

このことは、守秘義務ばかりを優先して「あのとき、こうしていればよかった」という事態に陥らないよう、産業看護職として的確な判断が求められるポイントです。「あのとき、こうしていれば……」というのは、命に関わる事態に直面することが避けられない場合もあるからです。社員や周囲の人から相談を受けたときに、何か引っかかりを感じたときは、慎重に対応することが重要です。とくに一人職場では、誰に相談したらよいのかと悩むことがあると思います。そのため、日ごろからほかの事業場の産業保健スタッフとのネットワークを構築しておいたり、外部のスーパーバイザーを持っておくことをお勧めします。

病気を抱えながら働く人は健常者と比べ、多かれ少なかれ何らかのリスクを背負っています。産業看護職として適切にそのリスクを見積り、本人の同意を得て人事・総務をはじめとした上司や職場の関係者と情報共有し、本人にとって、そして職場にとってベストの選択がきるよう、サポートしていくことが重要です。

6 コマツの取り組み

ここからは少し当社における取り組みをご紹介していきます。2005 年に「安全衛生に関する社長メッセージ」というトップメッセージが発信されました（次頁図1）。大橋徹二現会長が社長時代に業務を遂行する上での優先順位の考え方として示した優先順位「S（安全・健康）、L（法令遵守）、Q（品質）、D（納期）、C（コスト）」が社内に浸透しています。これは「安全と健康（Safety & Health）がすべてに優先される」というトップメッセージであり、私たちが産業保健活動を進めていくうえで大きな後ろ盾となっています。

2014 年からは社員のヘルスリテラシー向上を目指した「健康づくり5カ年計画」をもとに、さまざまな部門と連携しながら産業保健活動を進めています。現在は「第二次健康づくり計画」を展開中です（次頁図2）。人事・総務もチームメンバーとして参画し、健康づくりに関する施策を推進しています。この活動の中で、治療と仕事の両立支援に関連した施策についても検討・展開しています。たとえば、2019 年度はメンタルヘルス対策チームとキャリア形成支援チームの活動として、人事・総務と合同でメンタルヘルスに関するスタッフ研修を実施しました。この研修で、人事担当者と産業看護職がグループディスカッションを行い、お互いの役割や考え方の違いを認識し、相互理解につながったと思います。

安全衛生に関する社長メッセージ

安全衛生に関する社長メッセージ

1. コマツは、まず第一に『社員が安全で安心して働くことのできる職場環境を確保する』とともに、『社員の健康の維持・増進』に努める。
2. コマツは、その実現に向けて、全員が一致協力して、『積極的な安全衛生・健康管理活動』を推進する。
3. コマツは、グループのみならず、パートナー（お客様・代理店・協力企業 等）の安全衛生の強化にも積極的に取り組む。
4. コマツの各部門責任者は、上記を最優先課題として認識し、率先垂範して活動する。

安全衛生関係者をはじめ社員の皆さんは、この「社長メッセージ」に基づき、具体的には下記行動方針で進めて下さい。

（1）安全衛生関係法令および社内規程を理解し、順守するとともに、問題点があれば迅速に対応する。
（2）労使が協力して取り組み、全員参加の下、ファクツファインディングで問題点を明らかにし、対策を図る。このため、各種コミュニケーションの一層の円滑化に努める。
（3）災害、火災を絶対に起こさないよう、現場におけるリスクを排除する。自然災害についても、被害を最小限に抑えるよう、最大限の努力をしていく。
（4）心も身体も健康で明るくいきいきと働ける職場づくりを目指す。

2019年4月1日
株式会社小松製作所
代表取締役社長（兼）CEO　小川 啓之

優先順位　**S**afety ⇒ **L**aw ⇒ **Q**uality ⇒ **D**elivery ⇒ **C**ost
安全・健康　　法令遵守　　品質　　納期　　コスト

KOMATSU　　1

図1 コマツの取り組み①トップメッセージ

「第二次健康づくり（3ヵ年）計画」 ワーキングチーム

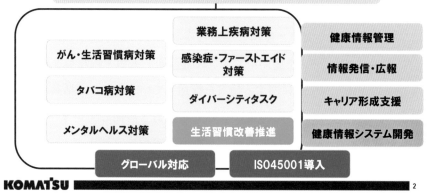

安全衛生に関する社長メッセージ

安全衛生活動方針

第二次健康づくり計画（2019年4月〜2022年3月）

がん・生活習慣病対策	業務上疾病対策	健康情報管理
タバコ病対策	感染症・ファーストエイド対策	情報発信・広報
メンタルヘルス対策	ダイバーシティタスク	キャリア形成支援
	生活習慣改善推進	健康情報システム開発
グローバル対応	ISO45001導入	

KOMATSU　　2

図2 コマツの取り組み②第二次健康づくり計画

７ さらなる連携へ向けて

　人事・総務の担当者は数年で異動となり、組織編成が変わることも多々あります。支援が必要な社員について、十分な引き継ぎがなされない場合も少なくありません。また、先にも述べたとおり、人事担当者によって対応や考え方がばらつく場合もあります。そうした中、互いに学び合う姿勢を持つことは重要です。社員への対応において、経験豊富な産業看護職が人事担当者を育成していくという視点を持つことはもちろん、逆のパターンとして、経験の浅い産業看護職が人事担当者からサポートを受けるという関係性も必要ではないかと考えます。

　また、治療と仕事の両立支援を実現していくためには、さらなる社内制度の充実が望まれます。産業看護職として現場の意見を吸い上げ、人事・総務に対して世の中の動向や法改正、具体的なデータや他社の良好事例を提示しながら、説得力のある情報を提供していくことも重要です。さまざまな働き方ができる可能性が高まっている中、産業看護職の助言や提案が、社内制度の充実に寄与できる場合があることも念頭に置き、アンテナを高く張りつつ、日々の産業保健活動を推進しましょう。

（監物 友理）

引用参考文献
1. 平成 24 年度厚生労働科学研究費補助金 がん臨床研究事業「働くがん患者と家族に向けた包括的就業支援システムの構築に関する研究」班. 企業（上司・同僚、人事労務、事業主）のための「がん就労者」支援マニュアル. 2013.
　 https://www.ncc.go.jp/jp/cis/divisions/05survivor/pdf/kigyoumukeManu_2013.pdf
2. 個人情報保護委員会. 個人情報の利活用と保護に関するハンドブック.
　 https://www.ppc.go.jp/files/pdf/personal_280229sympo_pamph.pdf
3. 個人情報保護委員会. 個人情報保護法ハンドブック.
　 https://www.ppc.go.jp/files/pdf/kojinjouhou_handbook.pdf
4. 厚生労働省. 労働者の心身の状態に関する情報の適正な取扱いのために事業者が講ずべき措置に関する指針. 2019.
　 https://www.mhlw.go.jp/content/11303000/000343667.pdf
5. 厚生労働省. 事業場における労働者の健康情報等の取扱規程を策定するための手引き. 2019.
　 https://www.mhlw.go.jp/content/000497966.pdf
6. 厚生労働省. 治療を受けながら安心して働ける職場づくりのために：事例から学ぶ治療と仕事の両立支援のための職場における保健活動のヒント集. 2014.
　 https://www.mhlw.go.jp/new-info/kobetu/roudou/gyousei/anzen/dl/140328-01.pdf

6 主治医などとの連携のポイント

1 はじめに

　がんの治療は高度で複雑になっています。インフォームド・コンセントの充実に伴い、主治医から患者さんである従業員への説明も丁寧になってきている印象ですが、従業員が仕事をするうえでの課題や注意点については、従業員との面談だけでは十分に把握しきれないこともあります。このような場合、主治医に問い合わせをかけることが必要になります。

　行政は治療と仕事の両立支援（以下、両立支援）において、主治医と産業保健職および事業者、人事労務担当者との連携の重要性を認識しており、その一環として2018年には「療養・就労両立支援指導料」を医療機関のインセンティブとして新設しました。本稿では、実際に両立支援で主治医と連携をする上でどうすればよいかについて説明します。また、主治医以外にもその他の関係機関との連携が重要になる場合があり、あわせて説明します。

2 主治医との連携

　がんは部位と組織型、転移の有無、自覚症状などによって配慮すべき事項が異なります。また、治療は手術療法や化学療法、放射線療法があり、それぞれの合併症の有無によっても、就業に際し注意事項が異なります。主治医は病状や今後の治療計画について最もよく知る立場ですので、就業に関連する疑問点がある場合には、産業保健職は丁寧に確認することが必要です。

　ここでは主治医らと連携する際のポイントや注意事項を解説しますが、本筋を理解するためにも、実際に両立支援を行う前に「事業場における治療と仕事の両立支援のためのガイドライン」（以下、両立支援ガイドライン）[1]と、その参考資料である「企業・医療機関連携マニュアル」（以下、連携マニュアル）[2]に目を通しておくことをお勧めします。なお、ガイドラインは2019年3月に改訂されています。

1 連携の流れ

　連携の必要性についてのフローチャートをご覧ください（図1）。両立支援の検

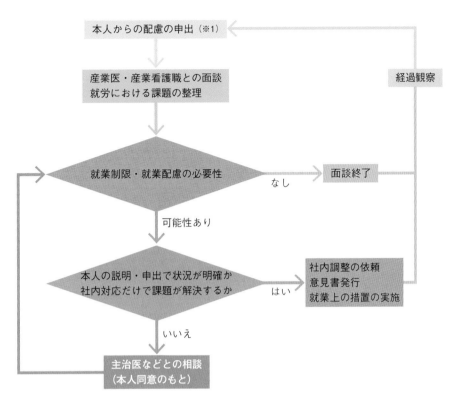

図1 連携の必要性の判断

※１…本人からの配慮の申出の契機となるものとして、本人の健康相談だけでなく、上司からの気づきや
懸念事項の相談、健康診断の結果の医師などからの意見聴取、ストレスチェックの高ストレス者や
長時間労働者に対する面接指導、復職面談など多岐にわたる

討は、支援を必要とする従業員からの申出（安全配慮の観点から就業制限・就業配慮が必要な場合を含む）から始まりますが、その申出の契機は多岐にわたります。具体的には、従業員が自ら健康相談に来るだけではなく、上司から当該従業員に対する気づきや懸念事項について健康管理部門への相談、健康診断の結果の医師などからの意見聴取、ストレスチェックの高ストレス者や長時間労働者に対する面接指導、復職面談などがあります。小規模事業場で地域窓口（地域産業保健センター）を活用している場合は、そちらからの流れもあるでしょう。

　配慮の申出のあった相談者と面談を行う中で、就労における課題を確認し、就業制限・就業配慮の必要性を検討します。とくに問題がないと考えられる場合には、本人の納得感を得つつ終了、もしくは経過観察となります。なお、体調不良なく労務的な配慮を希望されているような場合（例：ハラスメントの申告と改善要望、育児を理由とする就業時間配慮など）は、社内の適切な相談場所を紹介することにな

るでしょう。

　就業制限・就業配慮の必要性がありうる場合には、病状・体調、今後の治療経過などをあわせて確認します。本人の説明・申出だけで状況が明確であり、社内対応だけで課題が解決すると考えられる場合には、上司や人事などへの説明を行いつつ社内調整の上、会社としての就業措置を実施することで初回の対応は終了となります。また、フォローアップが必要な場合は対応します。一方で、相談者からのヒアリングだけでは情報が不足するような場合には、相談者の同意を得つつ主治医に問い合わせを行うことになります。なお、現時点では主治医に問い合わせを行いたい状況ではない場合でも、将来の体調悪化・就業制限の可能性を踏まえて、現状の就業状況を主治医に伝達しておくことも選択肢として挙げられます。

2 問い合わせの方法

　主治医への問い合わせの方法として、書面、電話、対面などがあります。書面は最も公式で代表的な連絡手段です。電話は相手の電話口に誰がいるかを把握することができないこと、電話をかけている瞬間に相手がどの程度多忙かわからないことから、緊急性がない事案の場合は避けることが望ましいでしょう。対面は書面以上に詳細な情報を得ることができる可能性がありますが、産業保健職だけでなく連携先にとっても時間的な負担が強いことにも留意しましょう。

　書面にて問い合わる際の様式について説明します。主治医から治療の状況や就業継続の可否、配慮したほうがよいことを確認する場合には、両立支援ガイドライン[1]の様式を活用するとよいでしょう（図2）。厚生労働省のホームページからダウンロードすることができます。勤務情報を主治医に提供する場合も同様です。なお、様式は産業医や産業看護職がいない場合にでも活用できるよう、差出人は会社名のみの記載になっています。実際に事業場で活用する場合には、連携マニュアルの記入例にあるように、住所や担当者の氏名、問い合わせ先など適宜アレンジしてください。またこの様式にこだわらず、自由書式で主治医に問い合わせを行うことも可能です。産業医科大学では「両立支援パス」という形で支援ツールを公開しています[3]（図3）。

治療の状況や就業継続の可否等について主治医の意見を求める際の様式例
（診断書と兼用）

患者氏名		生年月日	年　　　月　　　日
住所			

病名	
現在の症状	（通勤や業務遂行に影響を及ぼし得る症状や薬の副作用等）
治療の予定	（入院治療・通院治療の必要性、今後のスケジュール（半年間、月1回の通院が必要、等））
退院後／治療中の就業継続の可否	□可　　　　　　（職務の健康への悪影響は見込まれない） □条件付きで可（就業上の措置があれば可能） □現時点で不可（療養の継続が望ましい）
業務の内容について職場で配慮したほうがよいこと （望ましい就業上の措置）	例：重いものを持たない、暑い場所での作業は避ける、車の運転は不可、残業を避ける、長期の出張や海外出張は避ける　など 注）提供された勤務情報を踏まえて、医学的見地から必要と考えられる配慮等の記載をお願いします。
その他配慮事項	例：通院時間を確保する、休憩場所を確保する　など 注）治療のために必要と考えられる配慮等の記載をお願いします。
上記の措置期間	年　　　月　　　日　～　　　年　　　月　　　日

上記内容を確認しました。
　平成　　　年　　　月　　　日　　　（本人署名）＿＿＿＿＿＿＿＿＿＿＿＿＿＿＿＿＿＿＿＿

上記のとおり、診断し、就業継続の可否等に関する意見を提出します。

　平成　　　年　　　月　　　日　　　（主治医署名）＿＿＿＿＿＿＿＿＿＿＿＿＿＿＿＿＿＿＿

(注)この様式は、患者が病状を悪化させることなく治療と就労を両立できるよう、職場での対応を検討するために使用するものです。この書類は、患者本人から会社に提供され、プライバシーに十分配慮して管理されます。

図2 治療の状況や就業継続の可否等について主治医の意見を求める際の様式例

（文献１より引用）

様式2

年　　月　　日

復職・就業配慮に関するご意見伺い書 (職場→主治医)

復職か就業配慮が当てはまる方に○を付けます。

病院
クリニック

先生　御机下

就労内容写真

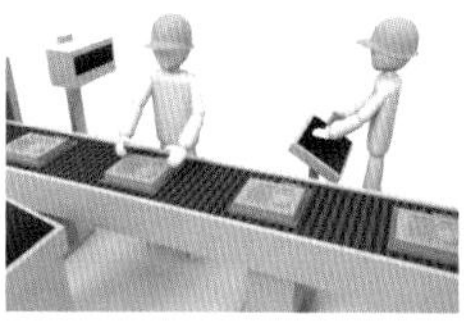

勤務風景の写真を載せることで、主治医が仕事内容を把握しやすくなします。

〒

企業名

Tel

※提出者（署名）

※会社担当者（署名）

患者本人が申請者となります。連名で署名します。

産業医（署名）

保健師・看護師（署名）

（※印の署名は必須）

　　会社名　　は　　患者氏名　　の疾病に関する就業配慮を協議した結果、下記2の配慮を検討しております。記載の配慮に関しまして、主治医としてのご意見をいただければと存じます。主治医のご意見を参考にし、就業配慮を再度検討・決定いたします。

　なお、会社は本情報を就業配慮の目的のみに使用し、それ以外の目的には一切使用いたしません。

記

業務内容等を、本人、または職場の支援担当者(産業医
衛生管理者、上司など)が記載します。

3. 就業状況について

　業務内容：デスクワークで、経理の仕事をしています。肉体労働はほぼありません。

　通勤状況：自動車通勤に1時間を要します。

　高負荷・危険業務：デスクワークが主で、業務での危険作業はありません。

　時間外勤務の状況：時間外勤務は月に30～40時間程度です。

4. 就業配慮検討事項（提出者と会社の協議に基づく）

　想定される健康上の問題点：疲労により、自動車運転が不安な状況です。

　検討された配慮：本人は通勤に自家用車で1時間の運転を要しておりますが、抗がん剤の治療期間は疲れがたまりやすく、特に帰宅時の運転が眠気などで危険な運転になることがあります。それ以外の業務には支障ありません。本人と会社の協議の上、疲労が改善されるまでの間、公共交通機関を利用し、通勤手当を支給することを検討しております。約6か月までは上記配慮は可能と考えておりますが配慮が妥当であるか、またその他に検討すべき配慮などがありましたらご指導ください。

本人と会社で話し合った配慮を記載します。

以上の内容を、上記連名者で協議致しました。

図3 復職・就業配慮に関するご意見伺い書（両立支援パスの一形式）

（文献3より引用）

3 緊急対応

両立支援ガイドラインの中では言及されていませんが、万一就業中に体調不良に
なった場合にどうするかといった事項も重要です。相談者自身で調整・対処するこ
とが基本ですが、体調不良のまま自宅に帰ろうとして事故に遭うなどのこともあり
えます。とくに独居・単身赴任中の方は不調時に家族の助力を得づらい環境です。
万一の際の対応策が不明瞭ですと、職場の受け入れ拒絶につながりかねません。緊
急時対応を産業保健職が確認しておくことは、就労を継続するための重要なポイン
トのひとつです。

3 がん相談支援センター

がん相談支援センターは、全国のがん診療連携拠点病院などに設置されている相
談窓口です[4]。無料で相談でき、その医療機関に受診歴がなくても利用できます。
医療相談室や地域医療連携室などの名称が併記されていることもあります。名称の
通りがんを相談の主体に置いていますが、難病などほかの病気に関連する相談も可
能な場合が多いように思います。

がん相談支援センターのスタッフは、看護師や社会福祉士、精神保健福祉士など
が相談員として担当しています。相談できる内容は多岐にわたり、治療や病院の選
択、医療費や就労についての相談などがあります。最近では外部から社会保険労務
士が定期的に相談窓口の支援に入り、相談支援センターのスタッフと共に就労支援
を進める形が広がっています。なお、がん相談支援センターのリーフレットがイン
ターネット上にありますので、従業員に説明するときなどに活用することができま
す[5]。

4 患者同士が支え合う場

全国には積極的に活動している場が多数あり、働く人も加入されています。同じ
病気や立場を持つ当事者が支え合う場があることで、孤独感の解消や生活の工夫を
知ることにつながります。

患者同士が支え合う場として、患者サロンや患者会などがあります。これらの場
については、運営主体や活動方針、実績などもさまざまです。看護職としてすべて
を把握することは難しいでしょうが、これらの場があることを理解し、相談者のニ
ーズに応じて話題提供をすることは有用でしょう。

5 その他専門職との連携

1 両立支援コーディネーター

　労働者健康安全機構では、両立支援コーディネーターの育成を行っています。2018年12月末現在で2,049名が養成研修を終了しており、受講者の内訳はソーシャルワーカーが24.4%、看護師と保健師が29.1%、社会保険労務士が14.6%となっています[6]。両立支援コーディネーターは、両立支援を社会的にサポートする仕組みとして、患者、主治医、会社などのコミュニケーションのハブとして機能することを期待されています。

2 サイコオンコロジー（精神腫瘍学）分野の関係者

　がんの経過において適応障害と大うつ病が約10～30%存在するとの調査があり[7]、がん診療連携拠点病院に精神腫瘍医を配置する流れがあります。診断直後や再発が指摘されたときなどが精神負荷の高い代表的な状態ですが、休業期間が長くなってきたときや、復職がかなわなかったときなどもリスクの高い状態だと推察されます。

　産業保健職は休業中、復帰後の従業員の心理状態を適宜確認し、必要に応じて主治医と連携のうえ、精神科医療につなげることも頭に入れておかねばなりません。なお、心理の国家資格化（公認心理師）の流れの中で、著者は心理学の専門家の関与にも期待しています。

3 緩和ケア分野の関係者

　緩和ケアというとターミナルケアであり、就労中・就業検討レベルの方とは違うという考えを持っていませんか？　以前はそのような考えが主体でした。しかし今は「緩和ケアとは病気に伴う心と体の痛みを和らげること」であり、がんが進行してからだけではなく、「がんと診断されたときから」「必要に応じて」行われるものだという考えが主体となっています[8]。両立支援の対象である従業員が痛みをはじめとする苦痛を産業保健職に訴えてきた場合には、主治医にその旨をきちんと伝えられているかなどを確認することも重要です。

4 社会保険労務士、ファイナンシャルプランナー

　医療機関を受診するにも生活するにもお金がかかる一方で、休業すると賃金が支払われなくなります。このために高額療養費や傷病手当金などの社会保障制度があり、この部分は社会保険労務士が得意分野としています。

　ファイナンシャルプランナーは民間の保険や生活設計を得意とし、今後の生活設

計の相談に乗れる専門職です。最近では両立支援に関わりを持つファイナンシャルプランナーも出てきています。金銭面の相談を産業保健職が受けることもときにありますので、このような職種が存在し、両立支援分野で活動をしているということを理解することも重要だと考えます。

6 おわりに

両立支援は多面的な支援が必要になりますので、一職種の専門職だけでは対応に限りがあります。また、支援者の立場によって得ることができる情報が異なります。だからこそ、より適切で深い支援をするためには連携が必要です。

最近では多様な課題に対応できるようご紹介したようなガイドラインやリーフレット、Q&A 集 [9] などがありますので、これらを活用しながら、よりよい支援を目指してください。

（森本 英樹）

引用参考文献

1. 厚生労働省. 事業場における治療と仕事の両立支援のためのガイドライン. 2019.
   https://www.mhlw.go.jp/stf/seisakunitsuite/bunya/0000115267.html
2. 厚生労働省. 企業・医療機関連携マニュアル. 2019.
   https://www.mhlw.go.jp/stf/seisakunitsuite/bunya/0000115267.html
3. 産業医科大学 産業医実務研修センター. 支援ツール.
   http://ohtc.med.uoeh-u.ac.jp/ryouritsu/tool/
4. 国立がん研究センター. がん情報サービス. がんの相談窓口「がん相談支援センター」.
   https://ganjoho.jp/public/consultation/cisc/index.html
5. 国立がん研究センターがん対策情報センター. がん相談支援センターにご相談ください：がん診療連携拠点病院の相談窓口のご案内. 第 3 版. 2017.
   https://ganjoho.jp/data/public/qa_links/brochure/odjrh3000000pusy-att/001.pdf
6. 小川裕由ほか.「両立支援コーディネーター」は誰が務めるのか? 産業保健21. 96, 2019, 28.
7. 内富庸介. 精神腫瘍学概論. 岡山医学会雑誌. 122（2）, 2010, 119-24.
8. 国立がん研究センターがん対策情報センター. がんの療養と緩和ケア：つらさを和らげてあなたらしく過ごす.
   https://ganjoho.jp/data/public/qa_links/brochure/odjrh3000000purk-att/204.pdf
9. 国立がん研究センターがん対策情報センター. 診断されたらはじめに見る がんと仕事のQ & A：がんサバイバーの就労体験に学ぶ. 第 3 版. 2019.
   https://ganjoho.jp/data/public/qa_links/brochure/cancer-work/cancer-work.pdf

Part 1
6
主治医などとの連携のポイント

7 休業期間中の対応の ポイント

◢ はじめに

　事業場でメンタルヘルス不調やがん、脳卒中などの疾病や障害で休職が必要となる労働者には、医学的な専門知識を備え、かつ仕事の状況も理解している産業保健スタッフの支援が欠かせません。中でも、労働者と最も身近な存在である産業看護職は仕事、疾病、生活の状況を熟知しており、産業医や人事労務部門、職場などと適切に連携・調整できるため、両立支援においても役割の発揮が期待されています。休職直前および休職期間中からのきめ細やかな支援は、復職を円滑にする観点からも重要です。

◢ 両立支援のための環境整備

　突然の疾病の発症、がんの宣告、疾病や障害の悪化などにより、労働者はさまざまな不安や悩みを抱えています（図1）。

1 相談窓口の設置

　労働者が、このような不安や悩みを安心して吐露できる環境を整えておきます。何でも相談できる場が会社内にあることは、会社そのものへの安心感にもつながります。産業医や産業看護職などの社内の産業保健スタッフが相談窓口となることが適切です。産業医や産業看護職が嘱託の場合は、人事労務担当者が窓口となり、嘱託の産業保健スタッフにつないでもらうとよいでしょう。産業保健スタッフがいない場合は、都道府県に設置されている産業保健総合支援センター（さんぽセンター）に相談することもできます。

2 利用しやすい窓口の工夫

　相談窓口の場所、担当者、連絡方法などは、社内イントラや掲示板など、すべての労働者が閲覧できる媒体を活用し、浸透するまで情報を発信し続けることが重要です。休職に伴う職場の負荷から職場のストレスが増加したり、疾病を抱えた労働者の対応に戸惑う人事労務スタッフがいることも考えられます。対象者本人に加え本人に関わる職場や人事労務部門も両立支援の対象となることを周知しておきます。

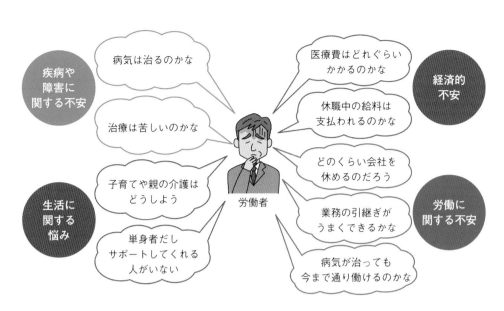

図1 両立支援が必要となる労働者の思い

・プライバシーが守れる環境の整備

　デリケートな内容を多く含みますので、周囲に知られずに相談できる環境を整えます。プライバシーの守れる相談室の確保が難しく、苦慮されている産業看護職も多いようです。「個人情報保護について管理職に納得してもらえるように説明し、個室を確保した」「利用頻度の少ない部屋を見つけ出し、空き時間を相談室として使えるよう働きかけた」など、会社の状況に応じた努力をしています。

・日頃からのコミュニケーション

　職場巡視や健康診断時のヘルスインタビュー（健康相談）などを通じて、日頃から労働者とコミュニケーションを円滑にしておくと、労働者からの相談の一歩がスムーズになります。「各部門の朝礼で3分健康豆知識を実施」「健診時の採血の止血時間を利用して労働者とコミュニケーションをとる」「産業医巡視に同行する」など、コミュニケーションを意識した日々の活動をみなさん工夫しています。

3 ともに働き続けられる職場風土の醸成：困ったときはお互いさま

　職場風土の醸成には、時間と仕掛けとが必要です。誰に、どのような働きかけを行うか、企業の風土も加味しながら計画的に支援を行います。また、復職しづらい空気を感じ退職届を出した、といったことがないようにするためにも、職場風土の醸成は大切です（**図2**）。

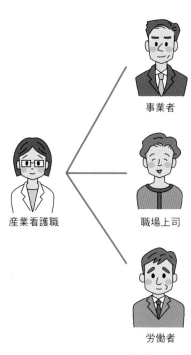

事業者へのアプローチ

事業主が本気で両立支援に取り組んでいるということを労働者に浸透させます。社長メッセージに両立支援について発信してもらうよう産業保健チームから働きかけ、社内イントラ等で情報発信するような仕掛けも一例です

部門長へのアプローチ

職場風土の醸成には、職場の上司の理解も欠かせません。日頃から上司が部下の健康を気にかけている職場では、お互いの健康状態を職場のメンバーで日常的に共有しており、「病気で困ったときはお互いさま」の風土が根付いている場合が多いと感じます。健康教育などで上司の健康意識を高めることも大切です

労働者へのアプローチ

健康教育などを通じて職場の一人ひとりが両立支援についての適切な態度と知識を獲得しておくことが重要です

事業者

職場上司

労働者

産業看護職

図2 ともに働き続けられる職場風土の醸成

3 休職開始前の支援

　この時期は、本人が治療や療養に専念できるように、関係者が協力して支援することが重要です。疾病や障害への不安に寄り添うことに加えて、給与や治療費、休職可能期間や仕事の引継ぎなど、さまざまな不安や悩みへの柔軟な対応が必要です。

1 本人から両立支援の申し出があったら

・不安な気持ちに寄り添い、ラポール（信頼関係）を形成する

　本人が不安な気持ちを吐露し、産業保健スタッフ（産業医、産業看護職など）が共感的理解を示すことが、ラポールを形成する第一歩となります。本人の不安や悩みにすべて共感することは難しいですが、理解しようとする態度も重要です。その際には、本人の話を批判したり、産業保健スタッフが知りたい情報ばかりを質問するのではなく、本人の話にじっくりと耳を傾けましょう。休職開始前の限られた時間の中ですが、窓口となる産業保健スタッフが一度本人と会っておくとラポールの形成が促進され、休職期間中の支援が円滑になります。

・労働者本人の心配事を把握する

　休職期間直前は、自身の状況を冷静に、客観的にとらえることが難しいことが予

想されます。話の内容から、本人の心配事を把握し、何に困っており、どうしたいのかを一緒に整理することで、安心して休職に入ることができます。

・**関係者とつなぐ**

　心配事を把握したら、必要に応じて関係者につなぐ役割をとります。たとえば、休職期間中の給与や、治療費など経済的不安を抱えている場合は、人事労務や保険組合などにつなぎ、給与や傷病手当金の制度について説明してもらいます。また、仕事の引継ぎで不安がある場合は、本人と職場をつなぎ、休職中のサポート体制を構築してもらうきっかけをつくるとよいでしょう。

2 人事労務部や職場と連携した手続き

・**診断書の提出**

　本人から休職の申し出があった場合は、主治医からの診断書の提出が必要です。病名、就労継続不可に関する意見、休職期間の目安を確認し、上司→人事労務部門→産業保健スタッフの順で診断書を共有するとよいでしょう。病状や休職の必要性など主治医の意見を直接本人から上司へ説明することで、双方が了解したうえで休職に入り、休職期間中のコンタクトもスムーズに行える場合が多いからです。本人と上司とのコンタクトを避けたほうがよい場合は、人事労務部門や産業保健スタッフが診断書を受け取ることが望ましいでしょう。

・**制度、休業期間の説明**

　休職開始前に、制度や休職可能期間などの重要な情報は漏れなく本人に伝え、安心して休職に入ることができるよう支援します。これらの重要な情報の伝え漏れや確認不足は、お互いの不満や不安を引き起こすことにつながります。また、休職前の時間的・精神的にも余裕がない状況では、制度などの複雑な情報を一度で理解することは容易ではありません。人事労務部門と連携し、休職に関する必要な情報は、あらかじめ書面にまとめておき、本人に渡すとよいでしょう（**表1**）。休業可能期

表1 書面にしておきたい項目

□休業可能期間（休職開始日と満了日）
□休業申請書類、主治医の診断書の提出
□休職期間中の相談窓口・連絡方法
□給与の取り扱い
□傷病手当金、高額医療費について
□職場復帰の手順

間や制度などは、タイミングを見ながら休職期間中も再度確認することが重要です。

3 本人への確認事項

・休職期間中の治療・療養環境と、キーパーソンの確認

　病気をしっかりと治療・療養できる環境であるかを確認します。自宅療養の場合は、家族のいる世帯で療養することが望ましいでしょう。単身赴任中や独身などの単身世帯の場合もありますので、療養場所に加えて、療養中のキーパーソンを確認しておきます。

・療養中の連絡

　休職期間中は、治療や体調面の配慮から、本人との連絡が取りにくくなる状況が予想されます。誰が、いつ、どのように本人と連絡を取るのか、確実な方法を休職期間前に決めておく必要があります。

4 関係者との情報共有

　あらかじめ「誰と」「どの情報を」共有するのか本人と話し合い、合意を得ておきます。診断名、治療期間、休職期間、その他休職期間中の治療状況や生活状況などの情報は本人の了解を得たうえで、必要に応じて職場、人事労務担当者、産業保健スタッフらで共有します。

４ 休職期間中の支援

1 休職期間中の連絡ルート：ワンストップ窓口の設置

　休職期間中においても、本人と会社で連絡を取り合うことが予想されますが、身体的、精神的に万全ではない状況では、会社との連絡がストレスになることも考えられます。また、本人と会社との連絡窓口がたくさんあると本人の負担が大きくなるばかりか、情報が煩雑になり、伝え漏れや情報漏洩のリスクが増えます。本人と会社側との窓口をできるだけ少なくし、確実に情報共有が図れる「ワンストップ窓口」を設置するとよいでしょう（図3）。

　ワンストップ窓口の担当者は、医学的専門知識を持ち、仕事の状況や労働者のこともよく理解している産業看護職がその役割を担うことが望ましいでしょう。連絡ルートは会社の状況やケースを加味し、人事労務部門と連携しながら決めておくとよいでしょう。

2 休職期間中における関係者との連携

　産業看護職は、多角的視点から働く人を全人的に理解する役割があるため、病気

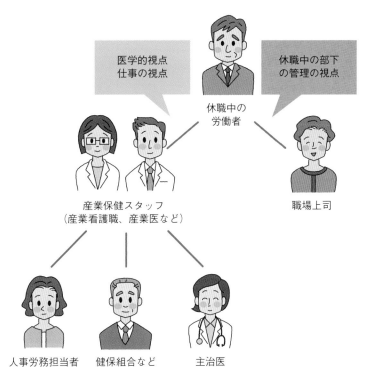

図3 ワンストップ窓口の一例

や仕事の状況はもちろん、不安や悩み、職場での人間関係、家庭生活まで非常に多くのことをとらえており、これらを複合した包括的かつ継続的な支援を行っています。看護の視点から得たこれらの情報やアセスメントは、産業医、人事労務部門、上司、主治医などが、各々の役割を発揮するための大きな手助けとなります。また、産業看護職は、本人やこれらの関係者をつなぎ、うまく連携できるよう支援する潤滑油のような役割も担っています。

・休職者本人と産業保健スタッフ（産業医、産業看護職など）との連携

休職期間中から、本人の治療状況や症状、日常生活状況などを把握しておくと、復職に向けた両立支援が円滑に進みます。定期的な面談などを通じて本人の状況を確認し、本人の了解を取ったうえで、関係者間で情報共有しましょう（表2）。

会社での面談は、休職期間中の本人が会社に出向くことになります。交通費、会社までの通路の途中でケガや事故にあった際の補償については、あらかじめ会社の制度を確認し、本人へ説明し、同意を得ておくことが必要です。

電話面談は表情が見えないため、相手の状態や疲れが把握しにくいことがありま

表2 休職期間中に確認しておきたいこと

①現在の症状
②治療状況
③休職の目安についての主治医の意見
④本人の復職の希望
⑤復職についての主治医の意見
⑥日常生活状況

す。一度の機会で多くの情報を集めようとせず、あらかじめ確認事項と優先順位を決めておき、体調を考慮しながら手短に会話をするとよいでしょう。

・産業保健スタッフ（産業医、産業看護職）と主治医の連携

表2 に挙げた①～④については、本人からの情報のほかに、書面などで産業医から主治医に意見を求めます。書面でのやり取りに限界を感じたり、診断書に不明な点があった場合は、産業医、産業看護職、職場上司などが本人の了解を得たうえで受診に同行し、相談します。

・産業看護職と産業医の連携

産業看護職が把握した情報やアセスメントは産業医の判断や助言の助けとなり、産業医が本来の役割を最大限に発揮することにつながります。症状、治療状況、生活状況、職場の状況など、産業医の判断や助言に必要な情報やアセスメントを端的に、面談前の数分で申し送ります。また、上司や人事労務部門などの関係者が面談に同席することが望ましいタイミングを逃さず、面談前に同席できる調整をしておきましょう。

本人に確認する事柄やその順番、人事部門や上司との連携方法、復職のタイミングなど、産業医の支援方法は十人十色です。産業医面談に同席する、判断基準を知っておくなど、産業医の支援法や考え方を把握することで、阿吽の呼吸の連携につながります。

・産業保健スタッフ（産業医、産業看護職など）と人事労務部門の連携

人事労務部門には、人という資源を有効活用する目的があり、健康を通じて労働者の生産性を高めることを目的とした産業保健チームとは目的が共通することから、双方の連携は欠かすことができません。休職期間中から人事労務部門と連携をとり、情報を共有しておくことで、復職した際の就業上の配慮や適正配置の調整がスムーズに行えます。休職が長引いたり、復職のめどが立った際などは、本人の了解を得

たうえで産業医面談に人事労務部門も同席してもらうとよいでしょう。本人と人事労務部門をつなぐことで、双方の意思疎通が図れ、両立支援がスムーズになります。

・産業保健スタッフ（産業医、産業看護職など）と職場上司との連携

　休職期間中の労働者と職場上司の定期的なコンタクトは、復職時の両立支援を円滑にします。しかし、両立支援の経験が少ない上司の中には、「自分の一言が相手を傷つけてしまうのではないか」「何を確認すればよいのかわからない」といった不安を抱え、本人とのコンタクトにしり込みをする方も多いようです。その場合は、疾患や治療についての医学的情報を提供し、本人との関わり方や確認事項をアドバイスするとよいでしょう。

　上司から休職期間中の労働者への連絡については、あらかじめ確認内容と連絡頻度を決めておくことで、双方のストレスが軽減されます。上司から本人へ1カ月ごとに連絡し、あらかじめ決められた内容を中心に本人の休職期間中の状況を把握し、産業保健スタッフに報告を義務づけている会社もあります。本人と上司の関係性が良好でない場合は、産業保健スタッフや人事労務部門がその役割をとります。

　一方、休職期間中の労働者は、治療や療養が長期化するにつれ、会社から隔離された感覚を持ち、不安になる場合もあります。休職期間中の上司からの定期的な連絡は、会社の一員なんだという本人の帰属意識にもつながります。

5 おわりに

　休職期間直前、休職期間中は、本人を中心に、産業保健チーム、職場、人事労務部門、主治医などが連携しながら、それぞれの立場で治療と仕事の両立の可能性について見出すことが重要です。仕事との両立支援は、本人へのきめ細かい支援のみならず、本人を取り巻く状況を俯瞰し、適切な関係者と最適なタイミングを見極めてつなぐ役割が、産業看護職には求められていると思います。

（大森 美保）

引用参考文献

1. 近藤信子ほか. 産業・精神看護のための働く人のメンタルヘルス不調の予防と早期支援. 東京, 金子書房, 2012, 127p.
2. 厚生労働省. 事業場における治療と職業生活の両立支援のためのガイドライン. 平成31年3月改訂版. 2019.
https://www.mhlw.go.jp/content/11200000/000490701.pdf
3. 労働者健康安全機構. メンタルヘルス不調をかかえた労働者に対する治療と就労の両立支援マニュアル. 2017.
https://www.johas.go.jp/Portals/0/data0/kinrosyashien/pdf/bwt-manual_mentalheath.pdf
4. 労働者健康安全機構. がんに罹患した労働者に対する治療と就労の両立支援マニュアル. 2017.
https://www.johas.go.jp/Portals/0/data0/kinrosyashien/pdf/bwt-manual_cancer.pdf
5. 高橋都ほか. 企業のためのがん就労支援マニュアル. 東京, 労働調査会出版局, 2016, 150p.

8 職場復帰に向けた対応のポイント

① はじめに

　少子高齢化により生産年齢人口（15歳以上65歳未満）が減少しているわが国では、働き方改革を通して、さまざまな理由で働くことに制約がある方々の就労を促すことで人手不足を補おうとしています。一定のサポートがあれば働ける人が退職してしまうことを予防することは、わが国において人手不足を解消するための重要な対策のひとつだと考えられます。しかし、傷病を抱える労働者の中には、働く意欲や能力があっても、通院をはじめとする治療と職業生活の両立を可能にする体制が職場において不十分であるために、就労の継続や職場復帰が困難になる場合が少なくありません。職場内の医療職である産業保健スタッフ（産業医、保健師、看護師など）には、治療を必要とする傷病を抱えた労働者が就労を継続できるよう支援していくことが求められています。本稿では、傷病を抱えた労働者が職場復帰を申し出た際の対応方法と、就業配慮を決める際の留意点について述べたいと思います。

② 職場復帰に向けた対応の流れ

　厚生労働省の「事業場における治療と仕事の両立支援のためのガイドライン（平成31年3月改訂版）」では、治療と職業生活の両立支援の検討は、両立支援を必要とする労働者からの申し出から始まるとされています。労働者からの申し出があった場合、産業保健スタッフは、両立支援の実施に必要な情報収集を行い、職場内の利害関係を調整しながら両立支援を進めていきます。

1 労働者の職場環境や作業内容の把握

　まず、労働者の職場環境や作業内容に関する情報を、労働者や管理監督者から聞き取ります。この際「ガラス製造工場におけるライン作業」といった程度の内容では、実際の就業配慮には役に立ちません。職場環境の具体的な内容（温度・湿度・騒音の程度や高所作業・階段昇降の有無など）や詳細な作業内容（重量物作業、暑熱作業、長時間の立位作業、車両や機械の運転、海外出張の有無など）を、具体的な数量や頻度を含めて確認します。

たとえば、「工場勤務で重量物作業（1個 10kg 程度の袋を1日 10 個運ぶ）と暑熱作業（1日5分×6回［計 30 分］、夏場は WBGT ＞ 31℃）がある。1日4時間程度は立位作業があるが、適宜椅子に座って休憩をとることができる」といった程度の聞き取りを行えば、配慮すべき事項が明確になります。そのほか、勤務時間、交代勤務の有無、通勤時間・方法、休憩の取りやすさについても詳細な聞き取りを行います。

また、産業保健スタッフは、人事労務担当者に、職場復帰を認める条件について事前に確認しておく必要があります。「元職場への職場復帰が原則」「フルタイム勤務が原則」「一時的に営業のサポート業務に配置転換することが可能」「数カ月であれば短時間勤務を認めることができる」など、労働者の能力と比べて職場復帰先で求められる業務の難易度がどれほど高いかは、職場復帰の可否を検討する際の重要な判断材料になります。

2 労働者の健康状態の把握

次に、労働者本人の健康状態を主治医に確認します。職場復帰に向けた準備を進めていくうえで、主治医による「職場復帰可能」の診断書は、医学的に就労可能な状態であることを確認するために必要です。労働者本人を通じて、事業場が定めた様式などを利用して職場復帰に関する主治医の意見を収集します。この際、主治医に対し、あらかじめ職場で必要とされる業務遂行能力の内容や勤務制度などに関する情報提供を行うことは、円滑な職場復帰を図るうえでとても大切です。主治医との連携に関する詳細は、Part1-6「主治医などとの連携のポイント」（→ 36p〜）を参照してください。

3 職場復帰の可否と就業配慮の検討

職場に関する情報と、主治医から提供された労働者本人の健康状態に関する情報とがそろったところで、産業医は労働者本人と面談を行い、職場復帰の可否や就業配慮の内容について検討します。一般的に、以下の3点が職場復帰可能であると判断するための条件となります。

①本人に職場復帰の意思が十分にある

②就業に必要な労働などを持続的に遂行できる

③職場側が職場復帰を受け入れる準備がある

これらの条件がすべてそろって初めて円滑な職場復帰が可能となりますが、実際

には本人や家族の職場復帰に対する焦りなどから「働くには不十分なレベル（上記の①～③のいずれかを満たしていない状態）」で職場復帰をしてしまい、同僚や管理監督者に過度な負担がかかることや、職場復帰後すぐに再休業に至ってしまうことが少なくありません。産業医は、労働者本人の治療内容、現在の体調、職場復帰への意思、就業能力を客観的に評価し、「受け入れ予定の職場で求められる業務に対して、現在の状態は働くことができるレベルにあるのか」を客観的に判断する必要があります。また、職場復帰に向けて就業配慮事項を検討する際には、基本的な事項として、下記の項目について確認を行います。

・**本人の希望を確認する**

　就業配慮事項を検討する際には、まず、本人の意向を確認しておくことが大切です。産業医が一方的に「この作業はたいへんなので禁止にしたほうがよい」などと就業配慮事項を決めつけてしまうと、本人の仕事に対するモチベーションを下げるだけでなく、不必要に職場での裁量を奪ってしまい、本人が想定外の不利益を被る可能性があります。

・**生活リズムを確認する**

　適切な睡眠覚醒リズムと食事習慣は、就労を継続するための体力を維持するために不可欠です。生活リズムが安定していることは、就業配慮事項を検討する以前の基本的な条件ですので、必ず確認する必要があります。

・**就労能力を確認する**

　最終的に「働くことができるレベルであるかどうか」を判断する際は、職場の定める所定の労働時間に、所定の業務をこなせる状態であることが条件となります。しかし実際には、復帰当初は何らかの配慮が必要になることが多いため、どのような配慮事項があれば就業が可能となるかについて検討します。「フルタイム勤務が難しい」「時間外労働は難しい」「夜勤は難しい」「長時間の立位作業は難しい」「勤務時間中に頻回にトイレに行く可能性がある」など、主治医から提供された情報や職場環境・作業内容などを考慮しながら、実際に働く現場で問題になる事象に対して、解決策を検討します。

4 職場側の受け入れ状況の確認と「実現可能な」就業配慮に関する意見の提示

　最後に、職場側が受け入れ可能であるかどうかを確認します。職場復帰する労働者に対して必要な職場環境を整備するためには、管理監督者や同僚などの理解や協

力が不可欠です。産業医と労働者本人との面談を行った直後に、管理監督者、人事労務担当者にも同席してもらい、必要だと考えられる就業配慮が職場復帰先の職場で実施可能か否かをその場で確認します。そうすることで、労働者と職場側の双方の誤解が生じにくく、妥協点が見つかりやすくなります。

　復帰先の職場で必要な就業配慮が実施できない場合は、代替できる就業配慮の検討や、異動を含めて検討する必要があります。最終的には、労働者本人、産業医、管理監督者、人事労務担当者で、本人の希望と業務遂行能力、産業医の意見、職場の受け入れ準備状況などを勘案して、適切な落としどころを探っていくことになります。

　産業医が就業配慮に関する意見を提示する際に「○○を避けてください」「○○を禁止します」「○○は不可」という否定的な文言ばかりを使うと、「そんな状態で本当に職場復帰できるのだろうか？」と、管理監督者や人事労務担当者の不安が高まり、職場復帰した労働者に対して腫れ物を触るような対応をとってしまいがちです。就業配慮には、安全配慮（労働者の安全・健康を損なわないための措置）と合理的配慮（無理なく働き続けるための措置）とがあります（**図1**）[1]。産業医がこれらを分けて事業者に伝えることで、事業者は「配慮しなければならないこと」と「配慮することが望ましいこと」とを区別することができるようになります。就業配慮に対する正しい理解が得られると、労働者を受け入れる側の心理的な抵抗感を軽減することができます。安全配慮と合理的配慮の詳細は、Part1-2「就業配慮を

安全配慮

・作業に伴う病状悪化や周囲を巻き込む事故を起こさないようにするための配慮
・主治医に確認して「医学的にやらせてはいけないこと」を聴取する必要がある
・「禁止します」「避けてください」などの文言を使う

合理的配慮

・労働者自らが自身の就業上の困難点を整理し事業者に申し出を行う配慮
・職場の中で対応可能な範囲内で、本人と話し合ったうえで対応を検討する
・「検討してください」「望ましい」「本人にとって働きやすくなると考えられます」などの文言を使う

図1 安全配慮と合理的配慮

（文献1より作成）

構造化して理解する」（→14p～）を参照してください。また、就業配慮について話をする際は、「できないこと」に関心が向きがちですが、産業医は「できること」に関心を向けるような意見を提示していく必要があります。

▌3▐ 就業配慮を決める際の留意点

　ここでは、就業配慮の内容を決める際に、積極的に検討すべき代表的な4つの留意点について述べます。

1 通院時間の確保に向けた調整

　両立支援が必要な労働者の多くは、月に1回程度の定期通院を行っています。受診先の医療機関も、その多くが専門外来のある比較的規模の大きな病院であるため、休日に通院することは難しく、年次有給休暇だけでは十分な通院の機会を確保することができないことがあります。所属する企業に、フレックス制度、年次有給休暇の時間単位付与、短時間勤務などの制度があれば、これらを活用することで適切な通院機会を確保できる可能性が高まります。また、定期的な通院が必要であることを、あらかじめ管理監督者や同僚に理解してもらい、通院しやすい環境を作っておくことも大切です。

2 通勤時の困りごとの確認

　徒歩、自転車、自家用車などで通勤できる際はあまり問題ありませんが、満員電車で座れない場合や通勤に長時間を要する場合は、通勤に関する配慮が必要です。この場合、通勤によるストレスと業務によるストレスとの双方がのしかかり、職場復帰をする労働者はとてもつらい思いをすることになります。

　これを回避するために、まず職場復帰する労働者がとるべき対応として、職場復帰前に数週間、出勤時間に近い時間帯に通勤訓練を実施しておくことが挙げられます。通常、通勤訓練とは、休業中の労働者の意思で会社まで来るものの業務には従事しない状態を指します。そのため、職場に入ることを指示したり、軽作業であっても業務を指示したりすることはできません。管理監督者はそのことを含めて通勤訓練について正しく理解しておく必要があります。通勤訓練においては、職場復帰直後の疲労感を低減させるというメリットがある一方で、交通費の扱いや事故を起こした際の労災の扱いなどに関する問題が生じる可能性があります。これらの問題に対する人事労務管理上の位置づけについて、事前に労使間で検討しておかなければなりません。

次に、通勤に対する負担感を軽減するために職場側ができる配慮としては、通勤ラッシュを避けるための時差出勤やフレックス制度の活用、期間を限定したテレワークの導入、職場から近い場所にある社宅の提供などが考えられます。

3 職場環境の調整

両立支援が必要な労働者の多くに見られる症状として「疲労感」があります。一時的な疲労回復を目的として、立ち仕事の職場に休憩用の椅子を置いたり、昼休みなどの休憩時間に休養室を利用しやすくしたりするような配慮が考えられます。また、消化器系の疾患であれば、トイレに行く頻度が高くなる傾向があります。そのような労働者に対しては、トイレに行きやすい場所に席を変更する、長時間拘束されるような業務を避けるといった対応を検討します。全身倦怠感や下肢筋力の低下により階段昇降が負担になる方に対しては、エレベーターから近い居室を用意したり、自動車通勤の際に居室から近い駐車場を利用できるようにするといった配慮を行うとよいでしょう。

4 期間を区切った就業配慮

業務内容に関する就業配慮については、結果として永続的な就業配慮になってしまうことがありますが、原則として、就業配慮は期間を区切って出したほうがよいと考えます。産業医から「長時間の立位作業は今後一切禁止する」といった就業配慮依頼が出されたら、「この人は本当に働けるようになるのだろうか？」と人事労務担当者や管理監督者は心配になってしまいます。そのため、長期の就業配慮になりそうな場合であっても、1～3カ月程度で期限を区切った就業配慮を示すほうがよいでしょう。とくに、就業時間の軽減を考慮する際には、漫然と時短勤務を継続すると、職場の不公平感やモラルの低下につながる可能性があります。あくまでも「職場復帰の時点で、所定時間の労働には十分耐えうる状態と思われるが、大事をとって時短から」というスタンスが必要です。そのため、通常は数カ月程度で徐々に所定時間に戻すべきだと考えます。

4 管理監督者へのアドバイス

両立支援にあたり、管理監督者は就業配慮の内容に従って、職場復帰した労働者の健康状態に配慮し、業務指示を行っていく必要があります。管理監督者は両立支援のキーパーソンであるといえます。しかし、管理監督者に対して一時的に大きな業務負荷がかかると、管理監督者自身の健康状態に問題が生じる可能性もあります。

産業保健スタッフは、管理監督者が職場の問題を一人で抱え込まないように適切なサポートを行っていく必要があります。

1 事例性と疾病性

　両立支援を行う場合、「事例性」と「疾病性」とに分けた実務対応を行うことが大切です。「事例性」とは、業務を遂行するうえで支障を来している客観的な事実を指します。具体的には、遅刻・欠勤（無断欠勤）・早退、仕事の能率の低下、ミスの増加、服務規程違反、同僚とのトラブル、などが挙げられます。これらは、主に管理監督者や人事労務担当者が取り扱うべき事象であり、事例性を認める労働者との面談を行い、適正な労務管理による業務改善につなげることで、事例性を少しでも生じにくくする必要性があります。

　また「疾病性」とは、基本的には、主治医や産業医などの医療職による治療や助言が必要な事象です。睡眠リズムが乱れている、下痢がひどい、集中力が低下している、疲れている、涙もろくなっているなどは、病気との関連が疑われる状態です。これらの疾病性は、医療職ではない管理監督者や人事労務担当者が取り扱うことは難しいため、主治医や産業医、保健師などの医療職へ相談して、その対応を任せることがよいと思います。

　管理監督者の中には、事例性だけでなく疾病性についても自分が対応しないといけないと考え、医療職に相談するポイントがわからなくなり、一人で抱え込んでしまっている方がいます。管理監督者は、事例性と疾病性とを分けて考え、事例性は管理監督者・人事労務担当者が、疾病性は医療職が対応するという意識を持つことが必要です。

2 医療職へ相談するタイミング

　管理監督者には、職場復帰した労働者の日常の様子を観察してもらい、「いつもとの違い（事例性）」に気づいた時点で、本人に声をかけて、個別に話を聞いてもらいます。話を聞いた結果、業務量や業務内容の調整など、労務管理で対応できることであれば、その場で調整を検討してもらいますが、疾病性を疑うような症状が認められる場合は、ためらうことなく産業医、保健師、主治医などの医療職へ相談するように伝えておきます。

3 管理監督者教育

　日頃からすべての労働者に対して、両立支援に関する制度や相談窓口の周知を図

るとともに、管理職に対しては、労働者から両立支援に関する申し出や相談を受けた際の対応方法、医療職へ相談するタイミング、社内の支援制度・体制について研修などを通して周知しておきます。

5 おわりに

　治療と職業生活の両立については、2012 年に厚生労働省においてまとめられた「治療と職業生活の両立などの支援に関する検討会報告書」の中で、次のように定義されています。

　「治療と職業生活の両立」とは、病気を抱えながらも、働く意欲・能力のある労働者が、仕事を理由として治療機会を逃すことなく、また、治療の必要性を理由として職業生活の継続を妨げられることなく、適切な治療を受けながら、生き生きと就労を続けられることである。

　つまり、両立支援のポイントは、①労働者本人の意向、②治療状況や職場環境・作業内容に関する適切な情報交換、③職場の受け入れ体制を含めた環境調整、の 3 つに集約されます。産業医が職場復帰に向けて就業配慮に関する意見を提示する際には、これらのポイントを考慮し、労働者本人やほかの利害関係者の主張を聴取したうえで、専門的な判断を行うことが求められます。

　また、職場として専門的な助言や支援を必要とするものの、事業場内の産業保健スタッフでは十分に対応できない場合には、産業保健総合支援センターなどの事業場外資源と連携・活用する方法もあります。しかし、治療と職業生活の両立支援を行う上で最も重要なのは「対話」です。対話を通して、労働者・職場・産業医・主治医の間で両立支援に必要な情報が共有され、傷病を有しながら働き続ける労働者に職場・産業医・主治医が寄り添う姿勢が求められています。

（小田上 公法）

引用参考文献

1) 厚生労働省 労災疾病臨床研究事業. 身体疾患を有する労働者が円滑に復職できることを目的とした、科学的根拠に基づいた復職ガイダンスの策定に関する研究 研究報告書（研究代表者：産業医科大学 立石清一郎）. 2017.

Part 1
8
職場復帰に向けた対応のポイント

9 両立支援における がん患者のストレス マネジメント

1 はじめに

　がんを患った患者が、病気への不安や、以前のように働けないことによる落ち込みを抱え、メンタルヘルスの問題に悩むことは多くあります。だからこそ、職場と医療機関をつなぐ産業保健スタッフが担う治療と職業の両立支援の役割は非常に重要です。本論では、患者を取り巻くあらゆる内的要因・外的要因の両面からアプローチしたストレスマネジメントについてご紹介します。

　まず、ストレスマネジメント支援の実施にあたり、4つの目標があります。1つ目は、身体疾患の治療を経て復職後に起きる、労働者・患者の不適応の特徴やそのストレスメカニズムを理解することです。2つ目は、治療と職場の双方について包括的にアセスメントを行い、労働者・患者の就業上の注意点、とくに過剰適応（キャパオーバー）を指摘、判断できるようになることです。そして3つ目は、必要時に、労働者・患者の主治医、精神科などメンタルヘルスの専門機関への受診勧奨が適切に行えることです。最後に4つ目として、身体疾患を経験した労働者・患者に対し、治療と職業生活の両立のためのストレスマネジメントの具体的な対処法を伝えることができるようになることです。

2 ストレスと不適応のメカニズム

　まず、復職後の患者に起きうるストレスと不適応のメカニズム、それに伴うメンタルヘルスの問題について、事例とともに解説を交えて説明していきます。

Aさんの事例

　60歳代の男性のAさんは、職員数がさほど多くない建設業の会社に勤務しています。仕事自体はほぼ個人として現場へ出向いての業務であるため、会社への出社は週1回程度です。現場の職人を束ね、工程や安全管理を行うのが仕事ですが、現場作業員は欠員が多く出ることもあり、自らも率先して作業を行っています。現場での作業には体力もかなり必要です。朝8時から仕事を開始し、休めるのは日曜祭日のみでした。

　そんな折、Aさんは大腸がんを患って入院しました。病気の判明は突然で、驚きの強いものでした。半年間の休職となりましたが、少人数の会社であるため、代わりの現場管理者を見つけて引き継ぎを行うのが大変でした。治療は開腹手術となり、リハビリなどもあったため、1カ月程度入院しました。

　復職にあたり、業務上の配慮事項などに関して主治医からはとくに意見が出されなかったため、復職後は休憩や水分補給など、自分で考えて対処していました。しかしフルタイムの労働は、たいへん疲れるものでした。Aさんによると、復職直後の自分のパフォーマンスは50%程度で、残りの50%は現場のほかの人たちが補ってくれているということでした。しかし、それがまた「申し訳ない」という気持ちの負担になりました。現場の人に自分の病気について周知はしていましたが、甘えるわけにはいかないと考え、自分の作業量は変えませんでした。

　仕事のこと、再発や死への不安、死んだ後の家族のことなど、いろいろなことが辛いと感じ、がんが判明してから復職後の現在まで、寝られない状況が続いていました。また、仕事中に物の名前が出てこない、話をしていてもその内容が頭に入らないこともありました。動作が鈍くなったとも感じており、焦ってばかりで、思ったほどの仕事量がこなせない状態が続いています。睡眠導入剤への抵抗感があることや、辛いときの対処法など、専門家に相談したいという思いが強くありましたが、結局は主治医にその気持ちを打ち明けることはありませんでした。

Part 1
9

両立支援におけるがん患者のストレスマネジメント

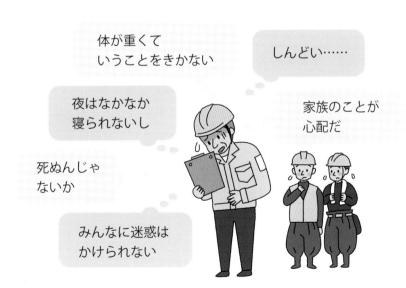

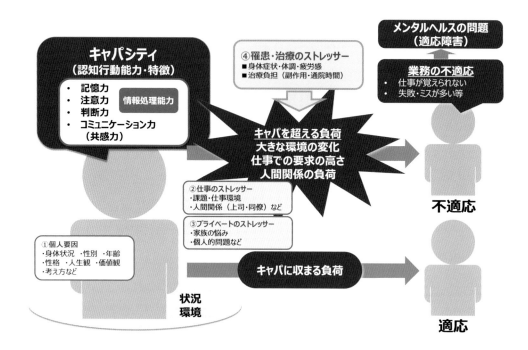

図1 両立支援におけるストレス・不適応のメカニズム

不適応が起こるメカニズム

　まず、ストレスを抱えすぎて不適応に陥る仕組みを考えていきます（**図1**）。キャパシティとは、個人の持つ仕事を行うために必要な処理能力の容量、とくにその中でも個人が持っている「情報処理能力」のことを指します。その中には記憶力・注意力・判断力・コミュニケーション力（共感力）が含まれます。

　私たちは日々、さまざまなストレッサー（ストレスを引き起こすもの）を抱えながら生活しています。それらのストレッサーが自らのキャパシティに収まる負荷であれば適応状態となりますが、負荷がキャパシティを超える大きさになったとき、不適応状態に陥ります。キャパシティを超えたストレスにより不適応となる原因は人それぞれで、大きな環境の変化や仕事での要求の高さ、人間関係の負荷などが挙げられます。大きな環境の変化には、罹患に伴う体調不全や疲労感などの身体症状、副作用の治療負担などもあり、罹患と治療のストレッサーによる影響も非常に大きいものです。

　仕事や罹患のストレッサー以外にも、もともとの身体状況や性年齢、価値観などといった個人の要因、家族の悩みやプライベートな問題といったストレッサーがあ

り、それらは意外に見逃されやすいものですが、重要な要因です。事例に挙げた
Aさんの場合、年齢の割に身体的に負担の多い業務内容や業務時間がそれにあた
ります。そこへ、罹患という大きな変化が訪れたことで、手術や入院時間、後任へ
の引継ぎなどが重なり、キャパシティを超える大きな負荷となりました。

不適応後のメンタルヘルス

　次に、不適応後のメンタルヘルスの問題です。復職後は仕事が覚えられない、失
敗・ミスが多いなど、業務の不適応を経験します。しかし、患者は復職後しばらく
すると、元の仕事効率に戻そうと努力する過剰適応行動を取りがちです。そうなる
と無意識のうちに過剰適応による脳疲労が発生し、さらなるパフォーマンスの低下
やミスの増加につながります。

　脳疲労とは、急性・慢性の心理的、物理的な脳への負荷により、脳機能が低下し、
社会機能ないし日常生活に支障を来している状態[1]を指します。このような脳疲労
を抱え、低下したパフォーマンスの結果を、今度は努力や能力不足に結びつけると
いった、誤った認識が発生します。これがさらなる過剰適応の促進となり、悪循環
が生じて脳疲労が悪化していくため、復職から時間が経っても注意が必要です。

　Aさんの事例においても、復職後のフルタイム労働への疲労感が大きく、本人
によると約50％程度のパフォーマンスに留まっていたということです。しかし、
できない部分を皆に助けてもらうことに対する申し訳なさや、請負業務でお金をも
らう以上やることはやらなければいけないという強い意識から、過剰適応が見て取
れます。そうして、焦りから作業能力も落ちるという経過は、まさに前述の悪循環
そのものです。病気前と同じ生活を求めていたけれども、それが叶わないAさん
の復職後のメンタルの落ち込みは、辛さや不安、それらから来る不眠などの症状と
しても現れています。

■3 ストレスマネジメント

　産業保健スタッフから、労働者（患者）のこのような不適応状態に対する有効な
アプローチとして考えられるのが「ストレスマネジメント」です。ストレスマネジ
メントには、3つの柱があります（**図2**）。
①休養や睡眠確保、リラクゼーション等の脳疲労状態にアプローチ
②認知・行動トレーニングを通してキャパシティにアプローチ
③環境調整をする等により仕事のストレッサーにアプローチし、過剰適応の悪循環

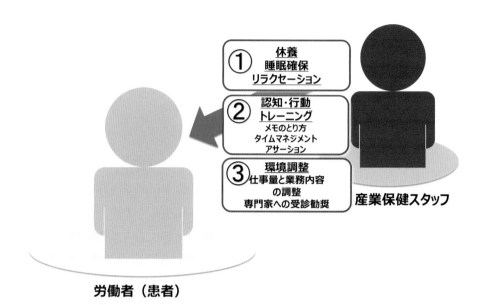

図2 両立支援における産業保健スタッフが提供するストレスマネジメント

へ陥るリスク管理をしていくこと

　産業保健スタッフが患者にこのストレスマネジメントの方法を伝えるにあたり、これらのアプローチを一つひとつ解説していきます。

1 睡眠・リラクゼーション

　身体や脳がしっかり疲労回復できる睡眠は非常に大切だということをまず伝える必要があります。その上で、眠くなってから布団に入ること、毎日同じ時間に起きること、布団は寝る以外の目的に使わないこと、昼間に動いて体温を上げることなどの具体的な行動を呈示します。リラクゼーションについては、たとえば、寝る前のマインドフルネス・トレーニングを行い、心配をもたらす思考をいったんクリアにして寝るように指導することも有効であると考えられます。

2 認知・行動トレーニング

　病気や治療により、体力だけでなく処理能力自体も低下していることを前提として、メモの取り方などを指導することも有効です。メモをとることで、その内容を積極的に忘れるようにし、次にやってくる情報を処理できるようにします。また、計画を立ててそれを書き出す ToDo リストの作成を提案し、タイムマネジメントを促すことも有効です。さらには、上司・部下・同僚、さらに主治医に対して、自分の考えや気持ちを適切に伝える方法として、アサーショントレーニングの実施も提

案できます。実際に職場で環境調整をしてもらうためには、今の自分の状態や配慮してほしい具体的な内容を、できるだけ正確に職場の人に伝える必要があります。

3 環境調整

この部分は、産業保健スタッフが患者と職場の間に入り、コーディネーションが必要な部分です。患者の就業上の配慮事項・睡眠状態・作業効率低下などの困難を確認し、管理者や従業員に向けて就業上の患者への配慮を促すことが大切です。産業保健スタッフは、安全配慮などの「必ず対応すべきこと」と、「職場復帰支援に関する助言として状況により対応すべきこと」とを理解しなければなりません。また「治療」ではなく、患者の就業における適応の方法を考えるという視点を持ち、就業に関する調整を職場に対して行っていくことが必要です。

そのためには適切なアセスメントが重要となります。アセスメントの内容は「事前情報」と「休職・復職時の情報」とに大別できます。事前情報は、ストレスチェックなどの資料、勤怠状況と理由、上司からの聞き取りをもとに収集します。休職・復職時の情報に関しては、診断分類名や病状と予後の確認、職務ストレス状況、労働能力を把握します。

職務ストレス状況については、職務の質・量・労働時間などの職務負荷、職場の雰囲気や風潮などの職場環境、上司・同僚・部下間との関係である職場の人間関係、労働者本人の仕事の仕方や考え方をチェックします。労働能力については、生活リズムの安定性、体力、認知機能、対人的な不安の強さ、柔軟性と対処能力、生育歴、プライベート・家庭問題など、あらゆる点を把握します。その中でも、アセスメント時に用いる脳疲労を図る尺度として「脳疲労尺度」があります（**表1**）[1]。これは個人の持つ認知や行動的な機能側面と、疾患や症状を抱えるときなどに変動する状態を測ることができます。

受診に対するバリア

こうしたアセスメントを十分に行い、患者に合わせたストレスマネジメントを提案していくのですが、患者が抱える主治医への相談やメンタルヘルス専門機関への受診に対するバリアについても留意しておく必要があります。

バリアの一番目は、がんであることに加えて、メンタル不調について言及されることへの抵抗感があります。患者の多くは「自分はがんで医療機関にかかっているのであって、メンタルヘルスの問題でかかっているのではない」と感じています。

表1 脳疲労尺度

ストレス状態（脳疲労状態）に関する質問

	普段の調子の良いときのご自身の状態と比較して、この1週間の状態についてお答えください	全く当てはまらない	やや当てはまる	当てはまる	非常によく当てはまる
1	複数の作業を並行して行うことが難しくなった	0	1	2	3
2	作業効率が悪くなった	0	1	2	3
3	仕事や家事に集中しにくくなった	0	1	2	3
4	業務内容や仕事量に変化がないにも関わらず、仕事が残るようになった	0	1	2	3
5	会話が頭に入らなくなった	0	1	2	3
6	物音や目の前の物に気づくのが遅れることが増えた	0	1	2	3
7	休日はぐったりしていることが増えた	0	1	2	3
8	帰宅するとぐったりするようになった	0	1	2	3
9	朝起きた時に疲労がとれなくなった	0	1	2	3
10	人と会うのが億劫になった	0	1	2	3
11	身だしなみを整えるのが面倒になった	0	1	2	3
12	食事を楽しめなくなった	0	1	2	3
13	夜中に目が覚めることが増えた	0	1	2	3
14	朝早く目が覚めることが増えた	0	1	2	3
15	睡眠時間が長くなった	0	1	2	3
16	寝つきが悪くなった	0	1	2	3
17	ちょっとしたことで口調がきつくなるようになった	0	1	2	3
18	イライラすることが増えた	0	1	2	3
19	周囲の人に嫌われているのではないかと考えることが増えた	0	1	2	3
20	自分が悪いのではないかと考えることが増えた	0	1	2	3

（文献1より引用）

二番目は、不調を感じていても、どの程度で医師に訴えていいのかの判断に悩むというものです。主治医から「手術の後はみんなそんなもの」といった言い方をされることで、相談する機会を逸してしまうケースもあります。そして三番目として、受診のメリットのわかりにくさが挙げられます[2]。たとえば、睡眠導入剤を処方してもらうとしても、それに対する抵抗感や常習性への不安が、安心するメリットの

享受を阻害してしまいます。ゆえに、「体のためには睡眠が必要」であることをきちんと説明し、「しっかり眠るために受診している」と認識してもらうことが必要です。

4 おわりに

　ここで再び A さんの事例に戻ります。A さんがもし適切な両立支援を受けていたら次のようになったのではないかと思われます。

A さんの事例（両立支援）

　A さんは復職後、フルタイムの労働に疲れを感じており、復職直後のパフォーマンスは 50％程度で、周りに助けてもらっていましたが、それがまた気持ちの負担になっていました。そこで、産業保健スタッフは脳疲労尺度を用い、患者をアセスメントし、仕事のパフォーマンスが低下することは当然だと説明しました。さらに産業医は業務上の配慮として「がんばりすぎずに」適宜休憩を取ることや、作業を減らすことができないか、本人や上司に提案しました。

　また A さんは、がんと判明してから熟眠感がなく、早朝覚醒があって困っていました。睡眠導入剤に抵抗を示しましたが、「今は体のために眠ることが大切。ずっと飲み続ける必要はなく、指示のもとで薬を減らしていける」と説明すると納得し、服薬を開始しました。現在は業務の負荷への配慮もあり、仕事に精力的に取り組めています。

　このように適切なアセスメントを行い、患者の医師や専門機関へのバリアを考慮しながら内的価値観・外的環境を変えるストレスマネジメントを促すことで、心身の改善が図れると考えられます。つまり、本人の要因や企業の要因、医療現場の要因に多角的にアプローチして両立支援を図ることが重要です。

（平井 啓）

引用参考文献
1. 足立浩祥. 高ストレス状態の測定ツールとしての認知機能アセスメント尺度の開発　治療と職業生活の両立におけるストレスマネジメントに関する研究. 平成 30 年度総括・分担研究報告書：労災疾病臨床研究事業費補助金. 2019.
2. 平井啓ほか. メンタルヘルスケアに関する行動特徴とそれに対応する受療促進コンテンツ開発の試み. 心理学研究. 90（1）, 2019, 63-71.

両立支援におけるがん患者のストレスマネジメント

10 職場復帰後の支援の ポイント

1 はじめに

　「事業場における治療と仕事の両立支援のためのガイドライン」に記載されているように、対象者が業務によって疾病を憎悪させることなく、治療と仕事の両立を図るための取り組みには、労働者の健康確保、継続的な人財の確保、生産性の向上などの意義があると考えられています。本稿では、この取り組みの中で、対象者の職場復帰後における支援のポイントおよび産業保健スタッフの役割について、筆者が数社で体験したことを織り交ぜながら私見を述べさせていただきます。

2 支援メンバーとその役割

　治療と仕事の両立支援を行うためには、産業保健スタッフ以外に人事労務担当者、職場の上司、同僚、主治医、状況によっては行政機関のスタッフ、家族などで連携をとることが必要です（図1）。

　社内では主に以下の支援メンバーが面談や日々の業務の中で得た情報を共有し、連携を取りながら、対象者が治療と仕事の両立のために必要な支援を行います。この支援内容は対象者の状況によって見直しが必要なものであり、PDCAを回しながら進めていきます。

1 産業保健スタッフの役割

・対象者に対して

　産業保健スタッフは医学的知識があり、対象者にとっては利害関係がないため、病状はもとより対象者の思いなどの本音を聴くことができる重要な役割があると考えます。

　支援の流れとして、まずは体調、業務内容、職場環境、通勤状況、治療状況などを確認し、業務や治療への影響についてアセスメントを行います。その後、産業保健スタッフだけで解決が可能なのか、あるいは他部門と連携して解決するべき事象なのかを判断します。判断材料として病状や治療状況が必要な場合は、対象者の同意を得て主治医へ情報提供依頼書を発行します。この判断に基づき支援を行います。

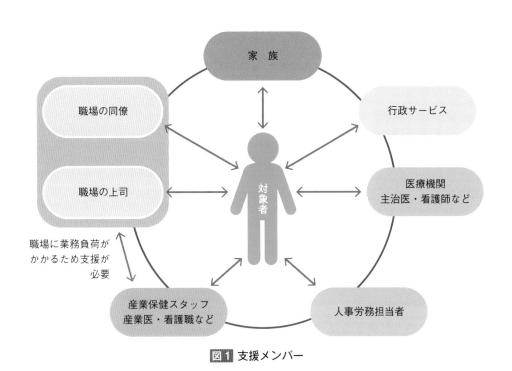

図1 支援メンバー

　就業上の配慮が必要な場合は、対象者、人事労務担当者、職場上司らと話し合い就業配慮の産業医意見書を発行します。

　これは筆者が経験したことですが、脳梗塞後の麻痺や複視、難病による筋力低下などの身体障害がある場合、PC作業が想像以上に時間がかかってしまった、また職場復帰前に実際の勤務と同じ時間に出社する訓練を行っていても、復帰後は業務がプラスされることで想像以上に疲れたということもあります。このように、職場復帰前に想定していたことと実際の落差が大きいと、対象者は自信をなくすことがあり、精神面の支援も必要になります。同時に支援メンバーと連携をとり、業務内容の調整や通勤に対する配慮なども早急に行います。

　産業保健スタッフは疾病の症状だけに目を向けるのではなく、対象者の働く姿を思い描き、全人的にとらえることが必要です。そうすることで一見、疾病に関連がないと思われるものを含めた健康課題を抽出することができ、対象者に対し偏りのない支援ができると考えます。

・社内の支援メンバーに対して

　医学的知識を持ち合わせているからこその役割として、疾病についての解説があります。両立支援を進めるには疾病の理解が不可欠です。対象となる疾病の概要、

疾病に関連した対象者の状況をわかりやすく解説することにより、支援メンバー同士が共通認識を持ち、効率よく効果的に支援を進めることができると考えます。

・**対象者の職場上司、同僚に対して**

　両立支援は対象者が中心になりがちですが、忘れてはいけないのが職場の上司や同僚への対応です。対象者が職場復帰後に休務前と同じ量や質の業務ができるとは限りません。そのため上司や同僚に業務負荷がかかり、健康影響のみならず、職場の雰囲気も悪くなることがあります。このような状況下では対象者も働きづらくなり、また生産性の低下につながる恐れがあります。産業保健スタッフはこのような状況に陥る前に、支援メンバーと連携し、職場の上司や同僚の支援および職場環境整備を行う必要があります。

2 人事労務担当者の役割

　対象者が業務上配慮を必要とする場合に、社内の勤怠制度や休暇制度の規則に沿って配慮内容を検討しますが、場合によっては一時的に規則にない勤務形態が必要になることもあります。そのような場合は、人事労務担当者の判断で異例の措置をとることがあります、またこれをきっかけに制度の導入に発展することもあります。職場異動が必要になる場合も、異動先があることなので職場だけでは解決せず、人事労務担当者が対応します。

3 職場上司の役割

　職場上司は社内で対象者と時間的に長くともにしているため、情報量は最も多く、最新の情報を持ち合わせています。また対象者の業務処理能力を把握できるため、職場環境調整や業務上の配慮をする上でキーになる存在です。前述したように、対象者の業務量を調整することでほかの従業員に業務負荷がかかることが予測されるため、対象者以外の部下の支援も上司の重要な役割です。

3 職場復帰後の面談

　対象者の状況を確認する手段のひとつに面談があります。面談で確認するべき内容は、産業保健スタッフ、人事担当部門、職場上司、それぞれの役割によって異なります（**表1**）。面談の時期は、対象者の状況に合わせて行いますが、職場復帰直後・復帰後約1週間・医療機関受診後の面談は必須としたほうがよいでしょう。

1 職場復帰直後

　職場復帰当日、または数日以内に設定します。実際に勤務をして感じた疲労など

表1 対象者との面談、および日々接する際に確認すべき内容

産業保健スタッフ	職場上司	人　事
• 健康観・疾病について 　健康状態 　　自分の健康状態をどのようにとらえて 　　いるのか 　疾病についての知識 　健康行動 　治療状況・今後の治療計画 　通院の間隔 　キーパーソン（家庭・職場） • 生活状況 　食事・睡眠・休息・活動 • 労働について 　勤務形態・業務内容・労働時間 　業務負荷・作業能率 　職場環境（物理的な物、人間関係など） • 通勤状況 　通勤手段・通勤時間 • 家庭環境 　同居の有無・家族構成・家庭での役割 • 困っていること、配慮が必要なこと	• 体調 • 勤務状況 　遅刻・早退・休み • 業務について 　業務負荷（量・質） 　作業能率 • 職場環境 　働きやすさ（ハード 　面・ソフト面） 　人間関係 • 通勤の負担 • 通院日 • 対象者の要望、配慮が 　必要なこと ※対象者以外の部下の状 　況を確認	• 対象者に対して 　勤怠、社内の制度に 　ついての説明 • 対象者の上司に対して 　職場対応の状況 　上司が困っていること

＊代表的な項目を挙げています。実際の場面では対象者によっては上記以外にも確認すべきことがあります

＊業務内容、労働時間などは、対象者に聞かなくてもわかる情報です。しかし、産業保健スタッフが対象者から直接聴くことで、対象者の思いを知ることができ、また疾病による影響などを念頭に置いて聴くことにより、項目以外の情報を得ることができます

の体調の確認が主になります。

2 職場復帰から約 1 週間後

業務内容にもよりますが、職場復帰をしてから約1週間でおおよその業務の流れが体験できます。対象者によっては職場復帰前に想定していたことと実際の落差を目の当たりにする時期でもあります。体調以外に業務遂行上の悩みや思いを聴くことがポイントとなります。

3 医療機関受診後（通院後）

治療状況や治療方針をタイムリーに確認することができます。脳梗塞後のように症状が固定している場合は、毎回ではなくてもよいですが、悪性腫瘍、難病のような進行性の疾患の場合は、医療機関受診ごとに治療状況などを確認することにより支援の見直しに役立ちます。

職場復帰から約1週間後の面談の後は、1週間ごと、1カ月ごと、医療機関受診ごとというように、対象者の状況に合わせてスケジュールを組めばよいでしょう。

ただし、産業保健スタッフの「気になるから」という理由で面談を設定することは、対象者の業務を一時停止させることになり、望ましくありません。対象者自身が体調不良や悩みなどを早期に産業保健スタッフに相談できる関係性を作ることが重要だと思います。

❹ 通勤配慮の難しさ

筆者が経験した中で、調整が難しいと感じたのは通勤の問題です。業務内容と異なり、通勤距離や通勤手段はプライベートに近い内容になります。そのため会社が配慮するには限界があります。たとえば、発症前は車通勤でしたが、病後は車の運転ができなくなることがあります。勤務地までの公共交通機関がなく、車以外の通勤が困難な場合は、職場環境が整備されても働けない状況になります。また、公共交通機関を利用することができても片道2時間以上かかってしまう場合は、通勤だけで疲れてしまいます。対象者が所属している企業によっては、通勤距離を配慮した職場異動が可能かもしれません。仕事を続けるために勤務地の近くに引っ越す選択もありますが、家族の介護や子どもの教育、持ち家などの事情もあり、簡単に決められるものではありません。

通勤の問題を解決するには、対象者と支援メンバーが納得するまで話し合うことが必要になります。その中でも産業保健スタッフの役割は、通勤の負担が一時的か継続的かを主治医の意見も交えて医学的観点で判断したり、地域サービスの活用を検討するなど、医療専門職としての知見を伝えることだと思います。対象者に寄り添い、思いを聴くことも大切な役割です。対象者の思いを踏まえて関係者で話し合った結論が、対象者を含む全員が納得できるものであることが理想だと考えます。

❺ 就業規則（休暇体制、勤務体制）と配慮事項の調和

職場復帰直後は身体を慣らすために短時間勤務から開始できたり、通勤ラッシュによる体力消耗を避けるために時差出勤ができると身体が楽だと思います。また、通院治療のために時間単位の年次有給休暇の制度があると、仕事との両立がしやすくなります。「事業場における治療と仕事の両立のためのガイドライン」にも「休暇制度、勤務制度について、各事業場の実情に応じて検討し、導入し、治療のための配慮を行うことが望ましい」とあります[1]。具体的には、時間単位の年次有給休暇、傷病休暇、疾病休暇、時差出勤制度、短時間勤務制度、在宅勤務、試し出勤制度が紹介されています。

　しかし、実際にはすべての企業にこれらの制度があるわけではありません。職場復帰の条件として定時勤務で働けることを掲げている企業もあり、職場復帰が困難になることもあるのが現実です。筆者が経験した中で、時差出勤制度や在宅勤務制度があれば対象者が辛い思いをしなかったのにと思うことがありました。しかし、対象者がその企業に属している限り、就業規則に従うのは当然です。産業保健スタッフは、病状の把握はもちろん、対象者の気持ちに寄り添いながら、就業規則に沿って対応しなければならないことも認識しています。対象者にとって良い方法を提案することができる存在だと思います。

　たとえば、職場復帰後の慣らし勤務の場合、対象者の状態を理解しているため、期間の目安を提示でき、短時間勤務や時差出勤を期間限定の特例として提案できます。その際に気をつけなければならないのは、同じ職場にいる社員への対応です。就業規則にはない対応であるため、同僚からすれば不公平感が生じます。最初は「病気だから」というやさしい気持ちがありますが、業務負荷が生じる可能性が高く、この状態が長く続くことにより、職場の雰囲気が悪くなることが考えられます。そうなると対象者も肩身の狭い思いをすることになります。支援メンバーは対象者の支援と並行し、職場の従業員も視野に入れた支援を行う必要があります。

　もうひとつ気をつけなければならないのが、対象者が疾病によって「得になる」状況を作らないことです。対象者によっては配慮されていることに恐縮し、無理をする人もいると思いますが、対象者の自覚の有無は別にして、配慮されていることに甘える人がいるのも事実です。これは就業規則の特例対応に限ったことではありませんが、この見極めは難しいため、支援メンバーと情報を共有し、慎重に対応することが必要です。

⑥ 進行性の疾病の場合の対応

　脳出血後の後遺症などのように症状が固定すれば、現在行っている支援内容を維持することになります。しかし、悪性腫瘍や難病などの進行する疾病の場合は、病状や治療内容により体調の変化が生じます。産業保健スタッフは対象者が相談しやすく、支援メンバーから情報を得やすい関係性であることが、支援する上でのポイントとなります。情報に基づいて、対象者にとって働きやすい環境を適宜提供することが必要です。進行性のため、長期的な見通しを視野に入れた方針を検討することも重要です。

進行性の疾患の場合、在職中に治療との両立が困難になる時期が訪れることがあります。産業保健スタッフには、主治医と連携をとって医学的観点から就業が困難であることを意見する役割があります。働くことが困難になった場合、一般的には休職期間満了で退職になります。産業保健スタッフの役割は在職中の支援ですが、退職後も対象者、家族の負担が少しでも減らせるよう、地域のサポートにつなげる準備が必要です。

☑ 情報共有の範囲

両立支援に限ったことではありませんが、人事労務担当者や職場上司との連携が密になると、産業保健スタッフも気を許すのか、すべての情報を共有している場面を見かけます。本来はその都度、対象者に同意を得ることが必要なのでしょうが、対象者自身も同意すべき情報の範囲が曖昧になっているように感じることがあります。私も対象者から「上司にすべて話しているから、オープンにしてもよいですよ」と言われることがあります。しかし、対象者が上司に話している「すべて」と産業保健スタッフが対象者から得た情報の「すべて」がイコールだとは限りません。対象者にとっては人事労務担当者や職場上司には知られたくない内容もあります。産業保健スタッフは医療職であり利害関係がないため、対象者は病状以外に業務のことやプライベートの悩みなども話すことがあります。対象者との信頼関係を崩さないためにも、得た情報内容を慎重に吟味し、共有すべきことを選別することがとても重要になります。

⑧ 経済的側面を視野に入れた支援

対象者にとっては、治療費の出費に加え休職中の収入減もあり、経済的な問題は大きいと思います。たとえば職場は対象者が通院しやすいように勤務の調整を行いますが、通院のために仕事を休むと欠勤になる場合があります。労務管理は産業保健スタッフの役割ではありませんが、「欠勤になるなら通院はしない」と従業員に言われることがあります。そうなると治療中断になり、労務管理だけの問題ではなくなります。産業保健スタッフは対象者を理解するため、対象者の経済的側面も視野に入れることが重要であると考えます。

⑨ おわりに

近年の定年延長により、今までは定年退職後に発病していたものが在職中に発病する可能性が高くなり、それに伴い治療と仕事の両立支援対象者の増加が予測され

ます。このような状況の中、病状によっては就業継続が困難になる従業員も増えると思います。私たち産業保健スタッフは、就業生活を中断せざるを得ない従業員に対してどのように向き合えばいいのか、またどのような支援が必要なのか、身近な課題として考えなくてはいけないと思います。

（三浦 淳子）

引用参考文献
1. 厚生労働省. 事業場における治療と仕事の両立支援のためのガイドライン. 2019.
   https://www.mhlw.go.jp/stf/seisakunitsuite/bunya/0000115267.html
2. 独立行政法人労働者健康安全機構. 取組事例集 治療と仕事の両立支援：支援の開始から職場復帰まで. 2018.
   https://www.ryoritsushien.johas.go.jp/docs/pamphlet/05.pdf
3. 東京都福祉保健局. がんに罹患した従業員の治療と仕事の両立支援ハンドブック：働きやすい職場づくりを応援します. 2015.
   https://www.fukushihoken.metro.tokyo.lg.jp/iryo/iryo_hoken/gan_portal/soudan/ryouritsu/ryoritsushientool/handbook.files/ryouritsu_handbook.pdf
4. 河野啓子監修. 新版 すぐに役立つ産業看護アセスメントツール. 東京, 法研, 2014, 190p.

Part 1
10
職場復帰後の支援のポイント

11 抗がん剤の副作用に関する知識

　がん化学療法治療を開始する際に医療従事者と患者が副作用の種類、頻度、重症度、就労への影響を十分に理解して副作用に対する情報を共有することが両立支援を行う上で大切です。

1 がん薬物療法の分類

　抗がん剤は、作用の仕方などにより、いくつかの種類に分類されています。化学物質（細胞障害性抗がん薬）によってがんの増殖を抑え、がん細胞を破壊する治療を「化学療法」と呼びます。一方、がん細胞だけが持つ特徴を分子レベルで捉え、それを標的にした薬である分子標的薬を用いて行う治療を「分子標的療法」と呼びます。また、がん細胞の増殖にかかわる体内のホルモンを調節して、がん細胞が増殖するのを抑えるホルモン剤を用いた治療を「ホルモン療法（内分泌療法）」と呼びます。体の中に侵入した異物を排除するために、誰もが生まれながらに免疫という能力を備えています。この能力を高め、がんの治療を目的としたものを「がん免疫療法」と呼びます。

2 化学療法（細胞障害性抗がん薬）

　がん化学療法には有効域と副作用域が隣接しているという特徴があるため、安全にがん化学療法を行い、就労を継続するためには副作用のマネージメントが重要となります。がん化学療法の副作用は治療当日に発現するものから数年後に及ぶものまで発現時期はさまざまです。**図1**[1]に抗がん剤の副作用の発現時期を示します。

3 分子標的療法

　化学療法による治療は、がん細胞の増殖を抑えて攻撃する一方で、正常な細胞も攻撃するために薬物有害反応（副作用）が生じます。がん細胞に特異的に多くなっている遺伝子や蛋白質を抑制する薬剤が開発されています。この分子標的治療薬は従来型の抗がん剤に認められるような脱毛、血液毒性、吐き気、生殖細胞への副作用などが少なく、多くのがんで有効な治療手段になりつつあります。しかし特有の副作用もあり、副作用対策が治療継続および両立支援において重要です。

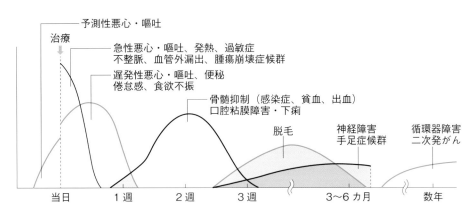

図1 がん化学療法に伴う副作用の好発時期

（文献1より引用）

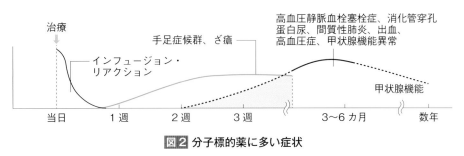

図2 分子標的薬に多い症状

（文献1より転載）

　分子標的治療薬の副作用は治療当日に発現するものから数年後に及ぶものまで発現時期はさまざまです。**図2** [1]に分子標的治療薬の副作用の発現時期を示します。

主な副作用の症状と対策

　抗がん剤によりどのような副作用症状が起こるかを把握し、医療従事者から患者および家族にあらかじめ説明しておくことが副作用を早期発見し、患者のQOLを保つことおよび就労の継続につながると考えられます。

1 悪心・嘔吐

　がん化学療法に起因する悪心・嘔吐は発現時期により3つに分類されます。

①急性悪心・嘔吐：がん化学療法の開始後24時間以内

②遅発性悪心・嘔吐：24時間以降

③予測性悪心・嘔吐：過去の化学療法で経験した悪心・嘔吐に起因するもの

　それぞれの抗がん剤は催吐性のリスクにより高度、中等度、軽度、最小度に分類

表1 注射抗がん薬の催吐性リスク分類（主なものを抜粋）

分類	薬剤、レジメン	分類	薬剤、レジメン
高度リスク（催吐頻度＞90%）	AC療法：ドキソルビシン塩酸塩＋シクロホスファミド水和物 EC療法：エピルビシン塩酸塩＋シクロホスファミド水和物 イホスファミド（≧2g/m²/回） エピルビシン塩酸塩（≧90mg/m²） シクロホスファミド水和物（≧1,500mg/m²） シスプラチン ダカルバジン ドキソルビシン塩酸塩（≧60mg/m²）	軽度リスク（催吐頻度10〜30%）	アテゾリズマブ エトポシド エリブリンメシル酸塩 エロツズマブ カバジタキセル　アセトン付加物 ゲムシタビン塩酸塩 シタラビン（100〜200mg/m²） ドキソルビシン塩酸塩　リポソーム ドセタキセル水和物 パクリタキセル パクリタキセル　アルブミン懸濁型 フルオロウラシル ペメトレキセドナトリウム水和物 メトトレキサート（50〜250mg/m²未満）
中等度リスク（催吐頻度30〜90%）	カルボプラチン（HECに準じた扱い） 非カルボプラチン 　イホスファミド（＜2g/m²/回） 　イリノテカン塩酸塩 　エピルビシン塩酸塩（＜90mg/m²） 　オキサリプラチン 　シクロホスファミド水和物（＜1,500mg/m²） 　シタラビン（＞200mg/m²） 　テモゾロミド 　ドキソルビシン塩酸塩（＜60mg/m²） 　ブスルファン 　ベンダムスチン塩酸塩 　メトトレキサート（≧250mg/m²）	最小度リスク（催吐頻度＜10%）	L-アスパラギナーゼ アフリベルセプト ベータ イピリムマブ クラドリビン シタラビン（＜100mg/m²） トラスツズマブ ニボルマブ パニツムマブ ビノレルビン酒石酸塩 ビンクリスチン硫酸塩 フルダラビンリン酸エステル ブレオマイシン ベバシズマブ ペルツズマブ ペムブロリズマブ ボルテゾミブ メトトレキサート（≦50mg/m²） ラムシルマブ リツキシマブ

（文献2より一部抜粋）

されます（**表1** [2]）。抗がん剤の悪心・嘔吐に対しては、催吐性のリスクに応じてNK1受容体拮抗薬、5-HT3受容体拮抗薬、ステロイドホルモンを投与します（**表2** [2]）。

2 食欲不振

がん化学療法に伴う食欲低下は、悪心・嘔吐、口内炎、味覚障害、便秘、下痢などが誘因となることが多いといわれています。がん化学療法中に食欲不振が発現し

表2 催吐リスク別の制吐療法

高度リスク

	day1	day2	day3	day4	day5
アプレピタント	125mg（PO）	80mg（PO）	80mg（PO）		
もしくは ホスアピレピタント	150mg				
5HT₃ 受容体拮抗薬	◎				
デキサメタゾン	9.9mg（IV）	8mg（PO）	8mg（PO）	8mg（PO）	8mg（PO）*

中等度リスク（カルボプラチン使用時、オプション：オキサリプラチン、イホスファミド、イリノテカン、メトトレキサートなど）

	day1	day2	day3	day4	day5
アプレピタント	125mg（PO）	80mg（PO）	80mg（PO）		
もしくは ホスアピレピタント	150mg				
5HT₃ 受容体拮抗薬	◎				
デキサメタゾン	4.95mg（IV） （3.3mg：PO）	8mg（PO）	8mg（PO）	8mg（PO）	8mg（PO）*

中等度リスク（その他のレジメン）

	day1	day2	day3	day4	day5
5HT₃ 受容体拮抗薬	◎				
デキサメタゾン	9.9mg（IV） （6.6mg：PO）	8mg（PO）	8mg（PO）	8mg（PO）*	

軽度・最小度催吐性リスクの注射抗がん薬に対する制吐療法

	day1	day2	day3	day4	day5
デキサメタゾン	6.6mg（IV） （3.3mg：PO）				

状況に応じてプロクロペラジン
最小度催吐性リスク：通常予防的投与は行われない
＊：必要に応じて追加

（文献2を参考に作成）

た場合は抗がん剤の副作用が原因としてまず考えられますが、腫瘍の進行や電解質の異常なども因子となることもあります。化学療法が原因の食欲不振に対する明確な治療法はありませんが、合併症がある場合はそれに対応することで食欲不振が軽減されることもあります。

3 下痢

下痢は発生の機序によりコリン作動性、腸管粘膜障害、Cl − 分泌性などに分類さ

れます。

①コリン作動性：抗がん剤投与で消化管の副交感神経系が刺激され、蠕動運動が亢進することにより生じます。抗がん剤投与後数時間以内に出現します。疝痛や鼻汁、流涙、流涎などのコリン症状を伴うことが多いです。

②腸管粘膜障害：抗がん剤の投薬により腸管粘膜が障害されることで起こります。

③Cl^-分泌性：EGFR阻害薬により腸管上皮細胞からのCl^-分泌が亢進し、水分の分泌が増大することによります。

　下痢は排便回数が多い場合は仕事への影響が大きいことから、治療レジメンの選択時に下痢の頻度の低いものを選択することや、下痢の原因を見極めて適切な対策をとることが必要です。

4 好中球減少症

　好中球減少症は多くの抗がん剤で認められます。薬剤により発現時期や持続期間は異なりますが、好中球数が最下点となる時期は一般的に化学療法後10～14日目であり、3～4週間で回復することが多いです。予防として、化学療法前に感染源となりうる齲歯や歯周病の治療を済ませておくことに加え、手洗い、うがい、マスクの着用を励行します。ガイドラインに準拠し、G-CSF製剤、抗菌薬の投与を行います。職場への復帰時には対人接触の少ない部署への配置転換などの配慮が必要となるケースもみられます。

5 貧血（赤血球減少症）

　がん患者の約30～90％に貧血が見られます。一般的な貧血の自覚症状としては倦怠感、動悸、息切れ、めまいなどがあります。抗がん剤による骨髄抑制のほか、がん細胞の骨髄への浸潤、放射線照射、出血、鉄・ビタミンの欠乏なども原因となります。標準的な治療としては輸血療法があります。

6 血小板減少症

　造血幹細胞から血小板へと至る分化・増殖過程が障害されることにより起こると考えられます。骨髄抑制以外にもがん細胞の骨髄浸潤、DICなどが原因で起こることがあります。血小板減少症が発現しやすい抗がん剤にはカルボプラチン、ゲムシタビン塩酸塩、パクリタキセル、エトポシド、シクロフォスファミド水和物などがあります。骨髄抑制に起因する血小板減少は抗がん剤投与から約1～2週間頃に出現します。標準的な治療は輸血療法です。

血小板減少時には出血を来すような行為を避けるよう患者指導を行います。

①転倒や打撲に注意する

②鼻を強くかまない

③歯ブラシは柔らかいものを使用する

④刃物を使用する場合は細心の注意を払う

通勤も含めた就業中は打撲を起こさないように注意を払うとともに、打撲を起こしやすい業務の場合は配慮が必要となることがあります。

7 皮膚障害

分子標的薬の投与では皮膚障害が見られます。原因となる主な薬剤は抗 EGFR 抗体薬（セツキシマブ、パニツムマブなど）や、EGFR 阻害薬（ゲフィチニブ、エルロチニブ塩酸塩など）です。主な皮膚障害として、にきびのような皮疹（ざ瘡様皮疹）、乾皮症（皮膚の乾燥）、爪周囲炎があります。皮膚への対策として保湿剤とステロイド外用剤を塗布し、スキンケアを十分に行って重症化しないように配慮します。

8 末梢神経障害

末梢神経障害を起こす主な抗がん剤は白金製剤（オキサリプラチンなど）、微小管阻害薬（タキサン、ビンカアルカロイドなど）です。抗がん剤投与により起こる末梢神経障害には運動性と感覚性があります。オキサリプラチンによる急性末梢神経障害は、投与開始数時間に四肢や咽頭などに出現し、寒冷刺激により誘発されます。慢性神経障害はオキサリプラチンの総投与量が $800mg/m^2$ 以上で起きることが多いです。パクリタキセルによる末梢神経障害の発生頻度は用量依存性で、1回投与量 $175mg/m^2$、総投与量 $500mg/m^2$ 以上で発生することが多いです。

現在のところ末梢神経障害には確立された支持療法がありません。慢性末梢神経障害は重症化した場合に就労の継続が難しくなることもあります。細かい作業が要求される業種では、治療の重要性と職業継続を配慮したうえでのレジメン選択が必要となります。

9 脱毛

抗がん剤投与の副作用による脱毛は毛成長周期に作用したもので、抗がん剤投与により細胞分裂が抑制されるために起こるといわれています。一般的に抗がん剤投与開始から2～3週で脱毛が起こることが多く、抗がん剤の投与終了後2～3カ月を

要すると考えられます。

　脱毛を予防、軽減する方法はありませんので、予測される脱毛の発現率を投与前に患者に説明する必要があります（**図1**）。対策としてはウイッグ、帽子、バンダナなどを使用することが一般的で、脱毛の発現状況に応じて対応します。一般的に、殺細胞性抗がん薬を継続している間は脱毛が続くため、患者が治療中に就労の継続を希望する場合はウイッグの購入などを検討しましょう。

4 ホルモン療法（内分泌療法）

　がんの種類によっては、がん細胞が増殖するためにホルモンの作用を必要とします。このため、特定のホルモンを分泌する部分を手術で取り除くか、体の外からホルモンの作用を抑える薬剤を投与して、がんが増殖するのを抑える治療法です。治療の対象となる主ながんは、乳がん、子宮体がん、前立腺がんなどです。

主な副作用の症状と対策

　ホルモンの分泌が徐々に低下することにより、いわゆる更年期障害が起こることがあります。更年期障害は、女性では不安、イライラ、不眠、ほてり、むくみ、体重増加などの症状が、男性では抑うつなどがあります。健常人において起こることもありますが、がん治療のホルモン療法では、治療前に分泌されていたホルモンの分泌が急激に抑制されることで、健常人の更年期障害に比べて症状が強く現れることが多いようです。

　ホルモン分泌の変化に徐々に慣れてくることも多いのですが、副作用が強く治療の継続が難しい場合には、薬の種類を変更することもあります。健常人の更年期障害ではホルモン補充療法が行われることが多いのですが、がん治療ではホルモン補充療法が使用できないため、患者の症状に応じて漢方療法が用いられることもあります。ホルモン療法は長期間にわたることが多いので、患者の治療継続および就労が可能なように治療と副作用のバランスを保つことが大切です。

5 がん免疫療法

　がん免疫療法は、自分の免疫細胞を培養してもう一度体に戻し、免疫力全体を強化させる免疫細胞療法（例：樹状細胞ワクチン療法）と、免疫抑制を解除する治療（例：免疫チェックポイント阻害薬による治療）とに分類できます。免疫抑制を解除する治療は、直接がん細胞を攻撃するのではなく、本来ならばがん細胞を攻撃する役目を持つリンパ球にかかっているブレーキを解除し、本来の攻撃性を発揮させ

る治療方法です。

免疫関連有害事象：irAE

　免疫チェックポイント阻害薬の副作用は、従来の殺細胞性抗がん薬や分子標的治療薬とは大きく異なり、皮膚、消化器、呼吸器、甲状腺、下垂体などさまざまな臓器に及びます。過剰な自己免疫反応による副作用だと考えられており、このような副作用を総称して免疫関連有害事象（immune-related adverse events：irAE）と呼びます。irAEの頻度は比較的少なく、通常、軽度であれば慎重な管理のもとで免疫チェックポイント阻害薬の治療を継続できます。しかし、中等度から高度の場合は臓器機能およびQOLの著しい低下と関連し、致命的な結果が報告されているため、irAEの早期発見および適切な治療を行うことが重要です。

　免疫チェックポイント阻害薬は免疫応答を制御するT細胞に作用して、腫瘍細胞に対する免疫応答を再活性化することで抗腫瘍効果を示しますが、irAEは正常細胞の活性化に関連した過剰な自己免疫作用によるものだと考えられています。治療開始後2ヵ月以内に発現することが多いと言われていますが、好発現時期は明らかになっておらず、治療期間中はもちろん、治療終了後も半年程度はモニタリングが必要です。

　irAEにはステロイドなどの免疫抑制薬で対処します。重症度に応じて速やかに適切な治療を行うことで、多くのirAEをコントロールすることが可能ですが、重症例や死亡例も報告されているため、注意深いモニタリングが必要です。

　irAEが起こった場合に備え、がん治療を行う診療科とirAEの治療を行う診療科とがあらかじめ協議しておき、院内での協力体制を確立しておくことが大切です（次頁 表3 ）。また、副作用のモニタリングには臨床検査が不可欠ですので、検査を確実に行うため、測定項目を院内で統一しておくとよいでしょう。

　発現頻度は低いのですが、発生した場合には重篤な場合が多いため、就労の継続を検討する場合は慎重な対応が必要だと考えられます。

6 まとめ

　近年のがん化学療法の発展は目覚ましく、同時に副作用に対する支持療法も進歩してきました。ところが、がん患者が治療に専念することを理由に離職することは以前とあまり変わっていないように思われます。がん患者が治療と就労を両立するには、患者本人および医療従事者の意識改革が必要だと思われます。化学療法施行

表3 産業医科大学病院での irAE 対策

副作用	主な自覚症状	疑い時の検査項目	コンサルトのタイミング	相談窓口の診療科
間質性肺炎	咳が出る、息苦しい、発熱、歩行時などに息が切れる	呼吸音の聴診、胸部X線、胸部CT、LDH、KL-6、SP-D	症状の出現、捻髪音の聴取、検査および画像に異常を認めた場合（特に低酸素血症を認める場合）	呼吸器内科
甲状腺機能障害	低下症：疲れやすい、やる気が出ない、身体がだるい、むくむ	TSH、FT3、FT4、TgAb、TPOAb、TRAb	症状出現、TSH・FT3・FT4に異常を認めた場合（特にTRAb陽性やTSH＞10μIU/mLが2回続く場合）	内分泌・膠原病内科
	亢進症：汗をかきやすい、動悸がする、手が震える、体重が減る、眼球突出、甲状腺のはれ			
副腎機能障害	身体がだるい、ボーっとしたり・考えがまとまらない、食欲がない、体重が減る、吐き気がする	電解質、血糖、好酸球、ACTH、血中コルチゾール、DHEA-S	症状出現、電解質、血糖値に異常を認めた場合（特に午前中のコルチゾール＜4.0μg/dLの場合）	
1型糖尿病	糖尿病：身体がだるい、体重が減る、喉がかわく、尿の量が増える	HbA1c、GA、血糖、血ガス、尿検査、C-ペプチド	症状出現や、急激な血糖値上昇を認めた場合	
	糖尿病性ケトアシドーシス：意識の低下、ボーッとしたり考えがまとまらない、手足の震え、深く大きい呼吸になる			
肝機能障害	身体がだるい、皮膚や尿が黄色っぽい、食欲がない	AST、ALT、γ-GTP、総ビリルビン、直接ビリルビン	ASTまたはALTが施設正常値の3倍以上、総ビリルビンが施設正常値の1.5倍以上（Grade2）の場合	消化器内科
大腸炎	下痢や軟便、血便が出る、便の回数が増える、お腹が痛い	排便回数のチェック、腹部造影CT	症状出現や、ベースラインと比べ4～6回以上の便回数増加（Grade2）を認めた場合	
重度の下痢				
重症筋無力症	上まぶたが下がる、物がだぶって見える、飲み込みにくい、しゃべりにくい	CK、抗アセチルコリン抗体	症状出現や、CK＜1,000IU/L以上の場合	脳神経内科
筋炎	身体に力が入らない、筋肉が痛い、発熱、飲み込みにくい			

中のがん患者が就労を継続するためには、適切な支持療法を行うことが必要だといえます。

（篠原 義剛）

引用参考文献
1.　岡元るみ子ほか編. がん化学療法副作用対策ハンドブック：副作用の予防・治療から、抗がん剤の減量・休薬の基準、外来での注意点まで. 第3版. 東京, 羊土社, 2019, 49.
2.　日本癌治療学会. "制吐療法". がん診療ガイドライン. 2015.
http://www.jsco-cpg.jp/item/29/index.html
3.　日本臨床細胞学会編. がん免疫療法ガイドライン. 第2版. 東京, 金原出版, 2019, 148p.

Part 1
11

抗がん剤の副作用に関する知識

患者の気持ち

NPO法人がんサポートかごしま 理事長　三好 綾

　27歳で乳がんになり、18年が経ちます。あの頃と今とでは、がん患者を取り巻く環境もずいぶん変わってきました。「がんと就労」という言葉も昔はなく、がんになったら仕事を辞める患者も多かったのではないでしょうか。今では医療側や雇用側の意識も変わってきて、患者の「働きたい」という気持ちに、環境も気持ちも寄り添ってくれる時代にはなってきました。

　私自身は、乳がんで右胸を全摘出し、右腕にリンパ浮腫を抱えながら就職活動をした経験があります。履歴書に書くべきか相当悩みましたが、無理をして浮腫がひどくなってもいけないので「乳がん患者です。でも元気です。ただ重たい物を長いこと持っておくことはできません」と書きました。採用担当者は「よく書いたね。おもしろい。配慮するから採用！」と言ってくださったので、ありがたいことでした。仕事内容にも配慮をもらい、重たい物はほかのスタッフが持ってくれました。その分、別のことで役立とうと私も頑張りました。がんになって「誰の役にも立たない人になってしまった」と思っていた私にとっては、「生きがい」を感じさせてくれたのが「仕事」だったように思います。

　現在、がん患者団体「NPO法人がんサポートかごしま」で、患者と家族のサポートをする仕事についています。そこで多くのがん患者さんと話す中で、就労についての意見をうかがうことができたので、紹介したいと思います。

　在職時の心配事としてよく話に出るのが「見た目の変化に対しての周りの目が気になる」「通院などにより、周りの人の仕事の負担が増えるのでは？」「体調はどう

なるのだろう？　今まで通り働けるのだろうか？」という声です。また求職時には「もし体調が悪くなったらどうしよう」「病気を伝える？」「病気にだけスポットが当たるのでは？　配慮を求める必要がなければ伝えなくてもいい？」という心配が聞かれます。環境は整ってきていても、やはり患者はまだまだ自分の体調や、世の中に気を遣って過ごしています。

　がん患者が職場に求めることは、①使える制度の詳しい説明、②就業規則の提示、③病名、病状などのプライバシーの順守、④治療中や予後不良でも働ける制度や環境作り、⑤在宅ワーク支援、⑥簡単に人材を手放さないでほしい、などです。

　また、医療機関・医療者に求めることは、①夕方以降、土日に医療を受けられる体制作り、②仕事のことも含めた治療計画、③主治医と相談支援センターとの連携、④産業医・主治医の情報交換を、⑤治療と同じくらい仕事も大切だという患者の思いへの理解、などです。

　社会に求めることは、①がんへの正しい知識と、がん患者への正しい理解、②さまざまな場面でのがん教育、③がん患者の雇用の機会、④復職できない人たちへの支援、⑤患者体験を生かした就労の機会を、⑥がんになっても安心して暮らせる社会に、です。

　がんサポートかごしまでは、私を含め3名の乳がん患者仲間とともに仕事をしています。ときには患者であることを忘れるくらい仕事に没頭している仲間たちですが、働くことは「誰かのために」でもあり「自分のために」でもあると、ともに考えられる仲間です。疾病についての苦労を分かち合える仲間だからこそ、ホルモン治療のしんどさや、リンパ浮腫にならないように気を付けることなどを率直に話し合える関係が、当たり前のように存在しています。こんなふうに、どの職場でも、互いのしんどさや生きがいについて語り合え、配慮し合える関係が作られると、もっとがん患者が自分らしく働いていけるのではないかと考えます。

Part 2

出会う頻度の高い
疾患の知識

脳卒中

1

脳卒中はこんな疾患

疫学データから見た特徴

　脳卒中（脳血管障害）とは、脳の血管が閉塞し虚血や破綻に伴う出血で突然に神経症状が出現した状態の総称で、脳出血、くも膜下出血、脳梗塞などに分類されます（表1）[1]。2017年の統計では、脳血管疾患の総患者数は111万5千人（男性55万6千人、女性55万8千人）とされ[2]、うち約14%（17万人）が就労世代（20〜64歳）です[3]。病型別にみると、脳梗塞／一過性脳虚血発作（TIA）が76.1%、脳出血が19.5%、くも膜下出血が4.5%で、脳梗塞が多くを占めています（図1）[4]。脳卒中は高齢者に好発しますが、全体の1/3〜1/4は就労年齢である65歳未満とされています[5]。勤労者を対象とした定期健康診断では、脳・心臓疾患のリスクとなる血圧の有所見率は16.1%、血糖は11.7%と年々増加傾向にあり[6]、今後も脳卒中

表1 NINDS-Ⅲに基づく脳卒中の分類

病型
1）脳出血
2）くも膜下出血（SAH）
3）動静脈奇形に由来する頭蓋内出血（AVM）
4）脳梗塞
　a）発生機序
　　（1）血栓性
　　（2）塞栓性
　　（3）血行動態性
　b）臨床分類
　　（1）アテローム血栓性
　　（2）心原性脳塞栓症
　　（3）ラクナ梗塞
　　（4）その他

（文献1より作成）

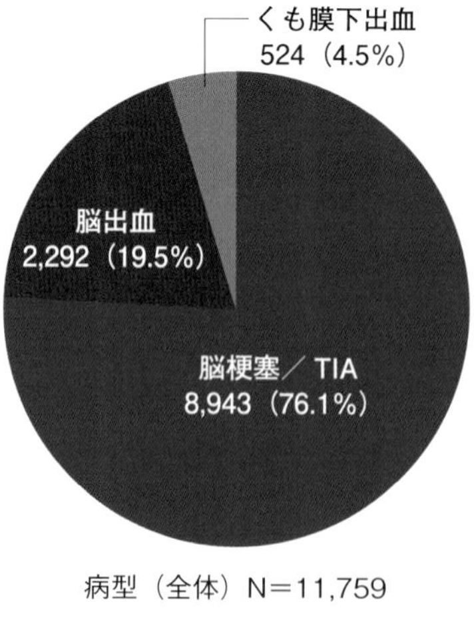

病型（全体）N＝11,759

図1 脳卒中の病型別割合

（文献4より引用）

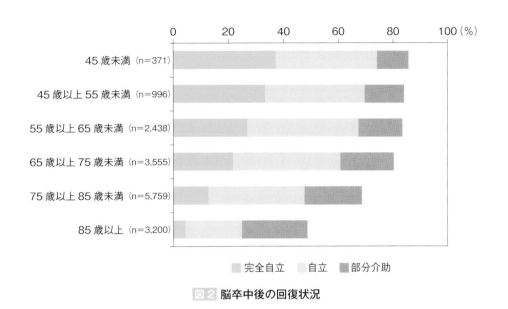

図2　脳卒中後の回復状況

・出典：秋田県脳卒中発症登録データ
・2008年から2012年のあいだに発症した初回脳卒中の方の退院時の自立度を示す
・完全自立：症状がないか、症状はあっても日常生活や社会生活に問題がない状態
　自立：麻痺などがあっても自立している状態　　　　　　　　　　　　　　　　　　（文献11より引用）

を起こすリスクを抱える勤労者は増加していくことが予想されます。

　脳の障害部位により片麻痺、感覚障害など多岐にわたる症状が見られ、その経過
も症状が改善し日常生活が自立する人から、生涯にわたり後遺症が残り介助を必要
とする人までさまざまです。脳血管障害では永続的に障害が残り身体障害者手帳を
持つ人が27.3万人と多く、うち肢体不自由は25.4万人で、肢体不自由を来す一番
の要因となっています[7]。また、要介護となる原因も、1位の認知症に続き、脳血
管障害が2位です[8]。脳血管疾患による死亡数は約11万人（8.2％）で、日本人の
死因3位（男性3位、女性4位）を占めます[9]。脳卒中は障害を残し、介護が必要
となることも多く、生命予後も不良な疾患で、加えて再発率が高く、久山町研究で
は5年で30％、10年で50％だといわれています[10]。

　一方で、退院時の機能回復の転帰を modified Rankin Scale でみると、退院時に
日常生活を介助なく行える（mRS 0-2）割合は、全年齢でみると脳梗塞58.6％、脳
出血31.1％、くも膜下出血47.8％となりますが[4]、就労世代である65歳未満に限
定すると、約70％がほぼ介助を必要としない状態まで回復します（図2）[11]。若年

者の脳卒中は、適切な治療とリハビリテーション、職場と連携を取ることで復職できる可能性がある疾患だといえます。

病型別にみた特徴

1 脳梗塞

脳梗塞は臨床病型による分類で、アテローム血栓性脳梗塞、心原性脳塞栓症、ラクナ梗塞、その他の脳梗塞に分けられます（p90 **表1**）。

1 アテローム血栓性脳梗塞

脳動脈あるいはその中枢側の動脈のアテローム硬化（プラーク）が原因で起こる脳梗塞です。

特徴として、①ほかのアテローム性疾患（心筋梗塞、閉塞性動脈硬化症）と同様に高血圧、糖尿病、脂質異常症などがリスク因子となる、②慢性的な血管狭窄で側副血行路が発達しているため、心原性脳塞栓症と比べ梗塞巣は小さい、③ TIA と言われる前駆症状が多くみられる、といったことが挙げられます。

2 心原性脳塞栓症

心疾患（主に心房細動）により形成された心臓内血栓が脳血管を閉塞することで生じます。側副血行路を作る間もなく突然発症し、閉塞した脳血管より末梢の動脈支配領域に一致した広い範囲の梗塞を起こします。また、突然の虚血により脳血管も脆弱化し、脳血流が再開した際に出血性脳梗塞を起こす割合も高くなります。広範囲の梗塞や出血性梗塞が多く、脳浮腫を伴い、重症化しやすく、他の病型に比べ死亡率も高くなります。

3 ラクナ梗塞

脳主幹動脈から分岐した穿通枝の閉塞により起こる小梗塞（直径＜ 15mm）で、基底核、内包、視床、橋などに生じます。高血圧がリスク因子とされ、同じ穿通枝が破綻した場合には微小出血を起こすため、ラクナ梗塞と微小出血が混在することもあります。小梗塞であり、無症候や比較的症状が軽度であることが多い一方で、繰り返すと脳血管性認知症や脳血管性パーキンソニズムの要因ともなります。

2 脳出血

高血圧性脳出血は脳出血の 70～80％を占め、穿通枝の血管壊死やフィブリノイド変性による微小動脈瘤が破裂することで起こります。被殻や視床に好発します。

アミロイドアンギオパチーは、アルツハイマー認知症の原因分質であるアミロイド
βが脳血管壁に沈着し、脆弱化することで皮質下に出血し、痙攣発作を合併する場
合も多々あります。高齢者に多く、アルツハイマー認知症を高率に合併し、繰り返
し発症して認知機能低下を伴いやすいことが特徴です。脳動静脈奇形（AVM）や
もやもや病（ウィリス動脈輪閉塞症）は、若年者の脳出血やくも膜下出血の原因と
なります。

くも膜下出血

　脳表面の血管病変が破綻し、くも膜下腔に出血することで起こります。原因とし
て脳動脈瘤が80％程度と大部分を占め、女性に多く（女：男＝2：1）、発症のピー
クは女性が70歳代であるのに対し男性は50歳代で、とくに男性では復職を考える
上でも重要です[12]。リスク因子として高血圧、喫煙、過度の飲酒が挙げられます。

　突然の激しい頭痛で発症し、頭蓋内圧亢進に伴い意識障害を起こすことが多く、
死亡率も20％を超えています。発症早期は再出血のリスクが高く、その場合の予
後は不良となります。発症数週～数カ月には遅発性水頭症が問題となり、歩行障害、
尿失禁、高次脳機能障害などを呈し、慢性期に復職を果たした後も注意が必要です。

脳卒中の症状

　障害部位の違いにより、片麻痺、痙縮、感覚障害、失調、視野障害、構音障害、
嚥下障害、排尿障害、高次脳機能障害など多彩な症状を起こします（次頁**表2**）[13]。
以下に復職に関連が強いと考えられるものを中心にまとめます。

1　片麻痺

　錐体路が障害されると、反対側の片麻痺が生じます。痙縮と呼ばれる筋緊張の亢
進を伴い、痙性片麻痺とも呼ばれます。脳卒中後の麻痺などの機能回復は、発症早
期は良好な回復を示し、その後緩徐となって、発症3カ月でほぼ変化がなくなりま
す（プラトー）。重症度別に見ると、軽症では回復が早く、重症では時間を要しま
す。歩行や日常生活動作（ADL）などの能力は、機能回復がプラトーとなった後
もリハビリテーションによって改善していくものであり、機能障害の回復に比べ時
間を要します。回復は年齢、認知機能、痙縮などによっても大きな違いがあり、加
えて肺炎、尿路感染、深部静脈血栓症、痙攣などの合併により遅れることが多々あ
ります。この回復予測の難しさが、復職可能かの判断をより複雑とする要因だとい

表2 脳血管障害の主な症状とその主な病巣部位

症　状	病巣部位
片麻痺	錐体路（皮質脊髄路、中心前回、放線冠、内包後脚、大脳脚、橋腹側）
感覚障害（しびれ、痛み）	脊髄視床路、視床、一次体性感覚野
失　調	小脳、橋（ataxic hemiparesis）、延髄（Wallenberg 症候群）、視床
視野障害	後頭葉（同名半盲．後大脳動脈領域）、視放線
眼球運動障害	中脳、橋（one-and-a-half syndrome）、視床（wrong side deviation）
失語症	優位半球下前頭回（運動性失語）、優位半球上側頭回（感覚性失語）、優位半球角回（失読失書）
半側空間無視	右頭頂葉の下頭頂小葉（左半側空間無視）
認知症	視床（前内側部、傍正中部）、海馬、角回、帯状回後大脳動脈領域、前脳基底部、内包膝部

（文献 13 より一部抜粋）

えます。最終的な能力としては、運動障害が残存した人のうち約7割がなんらかの形（1/3は短下肢装具など使用）で歩行可能となり、屋内レベルのADLが自立する一方、上肢機能の予後は不良で、実用レベルまで改善する人は約2割に留まるとされています[14]。

2 感覚障害

　感覚には表在覚（触覚、温痛覚）と深部覚（関節位置覚、振動覚）とがあります。表在覚の障害には、感覚が鈍くなる感覚鈍麻だけでなく、感覚過敏や「ジンジン」「ビリビリ」といった痺れも含まれ、生活を妨げ、QOL低下にもつながります。関節位置覚障害では、関節の位置や、関節が曲がっている伸びているといった動きの感覚も障害されるため、細かい作業の困難さや、歩行障害にもつながります。

3 疼痛

　脳卒中後はさまざまな要因による疼痛を伴い、動作や生活の妨げとなるだけでなく、ときには抑うつにもつながるため、注意が必要です。

1 脳卒中後中枢性神経障害性疼痛（CPSP）

　視床出血後の視床痛を代表とするCPSPは、脊髄視床路の障害によって起こり、

脳卒中後の8〜10％に発症するとされています[15]。「やけるような」強い痛みで、痛覚過敏を伴いやすく、衣服が触れる、風が吹くといったわずかな刺激でも誘発されるため、生活の妨げとなり、消炎鎮痛薬が無効なことが多い難治性の痛みです。

2 複合性局所疼痛症候群（CRPS）

　脳卒中後の麻痺側上肢の疼痛、関節可動域制限、発赤、浮腫を特徴とする病態は肩手症候群とも呼ばれます。脳卒中後の12〜48％で発症するとされ[16]、痛みのため動かさなくなり、上肢の不使用、拘縮につながります。

3 痙縮

　痙縮による筋緊張の亢進に伴う突っ張ったような疼痛や、痙縮による手指の握り込み、内反尖足、槌趾といった変形による疼痛を認めます。ときに、変形により傷をつくり、衛生面の問題も引き起こすため問題となります。

4 脳卒中後うつ（PSD）

　脳卒中発症の3〜6カ月後、約1/3にPSDの合併が見られ、その後いったん有病率は低下しますが、3年後には再び30％近くまで上昇する二相性を取るという報告があります[17]。二度目のピークには社会的背景や障害受容が影響していると考えられています。脳卒中患者は失語症、高次脳機能障害などにより、自身の精神状態を上手く伝えることができない場合も多く、加えて、PSDの症状はうつ病で典型的な抑うつ気分や希死念慮などより、意欲や自発性低下、易疲労性など非特異的な症状が主体となることが多く、見逃され無治療で放置されていることが多々あります。

5 高次脳機能障害

　脳の損傷が原因で生じた認知または精神機能障害の総称で、限局性の大脳皮質病変による巣症状（失語、失行、左半側空間無視など）のほか、広汎な前頭葉障害による記憶障害、注意障害、遂行機能障害、社会的行動障害などが含まれます。麻痺などの回復は3カ月程度でプラトーになるのに対し、高次脳機能障害は1年以上かけて徐々に改善します。また、入院中は生活課題が少ないため明らかにされず、退院後や、復職・復学してから高次脳機能障害が顕在化することもあります。高次脳機能障害の自覚が持てないことが多いのも特徴です。

　失語症（言葉が出てこない、理解できない）、記憶障害（新しいことを覚えられない、何度も同じことを聞く）、注意障害（集中力を維持できない、2つのことを同時に行うと混乱する、注意散漫でミスが多い）、遂行機能障害（自分で計画を立

てて物事を実行することができない、要点を絞れない、優先順位をつけられない)、社会的行動障害（意欲・自発性が低下する、怒りっぽい［脱抑制]）、金遣いが荒くなる［欲求のコントロールの低下]、自己主張やこだわりが強い［固執性]）といった症状がみられます。

どの検査値に異常が現れるか

1 CT

短時間で検査でき、早期診断に有効です。とくに出血の検出に有用で、脳出血では脳実質に、くも膜下出血では脳底槽（ヒトデ型）やシルビウス裂に、早期から出血が高吸収域として描出されます。脳梗塞超急性期には early CT signs と呼ばれるレンズ核・島皮質・大脳皮質髄質境界の不明瞭化、脳溝消失が見られ、早期診断に役立ちます。くも膜下出血の慢性期合併症である水頭症の検出にも有用です。

2 MRI

撮像時間がかかるという難点はあるものの、CT と比べ情報量が多く、脳卒中の診断に必須です。拡散強調画像は脳梗塞急性期より高信号を呈し、早期診断に用いられます。MRI の撮像方法により発症後の経時的変化は異なり、発症時期の予測に役立ちます。T2強調画像では微小出血の検出も可能です。MRA（MR angiography）で脳主幹動脈の狭窄・閉塞、脳動脈瘤、nidus（AVM）、もやもや血管（もやもや病）を評価します。

3 エコー

心臓エコーで、心臓内血栓、弁膜症、心拡大など心原性脳塞栓症のリスク評価を行います。頸部エコーでは頸動脈プラーク、狭窄の評価を行います。

4 心電図

心房細動など心原性脳塞栓症のリスクとなる不整脈の評価を行います。必要に応じてホルター心電図を行います。

5 血液検査

脳卒中の原因となりうる膠原病（全身性エリテマトーデス、抗リン脂質抗体症候群、血管炎など）、凝固異常、心不全、がんなどの評価を行います。脳卒中のリスク因子となりうる糖尿病、脂質異常症などの併在疾患の評価を行います。

脳卒中の治療

治療について脳卒中ガイドライン 2015（追補 2019）に準じる形で解説します。

1 脳梗塞の治療

　発症後 4.5 時間以内の脳梗塞に対し、慎重に適応判断したうえでアルテプラーゼ（rt-PA）の投与が行われます。発症後 4.5 時間以内であっても、治療開始が早いほど良好な転帰が期待できます。さらに、rt-PA 投与により血流再開が得られなかった前方循環の主幹脳動脈閉塞に対し、発症 6 時間以内では血管内治療が検討されます。これら早期治療により転帰が改善されうるため、脳卒中が疑われたら可能な限り早く医療機関を受診することが必要です。

　アテローム血栓性脳梗塞およびラクナ梗塞では、急性期〜亜急性期まで抗血小板薬 2 剤併用（主にアスピリンとクロピドグレル）が勧められています。慢性期には 2 剤併用は出血性合併症のリスクが上がるため、シロスタゾール、クロピドグレル、アスピリンのいずれか単剤で再発を予防します。

　心原性脳塞栓症の再発予防には直接経口抗凝固薬（DOAC）であるダビガトラン、リバーロキサバン、アピキサバン、エドキサバンがまずは勧められます。拡張型心筋症などの器質的心疾患、機械人工弁の患者ではワルファリンが使用されますが、DOAC と比較して出血性合併症が多く、INR2.0〜3.0 に維持するように内服量を調整する必要があります。また、抗血小板薬と抗凝固薬には頭蓋内出血や消化管出血などの出血性合併症のリスクがあり、手術の際に休薬期間が必要となる場合もあります。

　脳梗塞の再発予防では、併在疾患の管理が大切です。とくに血圧の管理は重要で、140/90mmHg 未満が降圧目標とされますが、高リスク群[注]にはより厳格な、130/80mmHg 未満を目指すことが推奨されます。降圧薬としてカルシウム拮抗薬、利尿薬、アンジオテンシン変換酵素（ACE）阻害薬、アンジオテンシン II 受容体拮抗薬（ARB）が用いられ、とくに糖尿病、慢性腎臓病（CKD）、発作性心房細動、心疾患（心不全、左室肥大、左房拡大）があれば ACE 阻害薬・ARB が、血圧変

Part 2

1

脳
卒
中

注：高リスク群とは「脳心血管病既往、抗血栓薬服用中、糖尿病、蛋白尿のある CKD」のいずれか 1 つ、または「年齢（65 歳以上）、男性、脂質異常症、喫煙」のうちの 3 つ以上がある場合など。ただし 75 歳以上の高齢者、両側頚動脈狭窄や脳主幹動脈閉塞がある、または未評価の脳血管障害の場合を除く。

動性の点からはカルシウム拮抗薬が選択されます。

　糖尿病は虚血性脳卒中の発症リスクを 2.27 倍に、出血性脳卒中のリスクを 1.56 倍に高めるとされ、血糖のコントロールが勧められます。脂質異常症患者では HMG-CoA 還元酵素阻害薬（スタチン）により 30% 前後の脳卒中予防効果が示され、投与が強く勧められます。

2 脳出血の治療

　急性期治療としては、血圧、呼吸、脳浮腫・頭蓋内圧亢進の管理が行われます。出血部位によりますが、出血量が多く、脳幹の圧迫を来している場合は血腫除去術が選択されます。この手術は症状の進行を予防する目的であり、損傷された脳を改善するわけではないことを忘れてはなりません。

　慢性期治療の再発予防としては血圧管理が重要で、コントロール不良例では再発が増加するため、130/80mmHg 未満が降圧目標とされています。

　合併症として痙攣対策が必要で、皮質下出血ではとくに合併が多く、レベチラセタム、ラモトリギンが考慮されます。抗てんかん薬には眠気、注意力低下、めまいなどの副作用があり、長期間痙攣発作が生じていなければ、漫然と投与するのではなく、中止の検討も必要です。

3 くも膜下出血の治療

　破裂脳動脈瘤では再発予防が重要で、開頭クリッピング術や血管内コイル塞栓術が行われます。慢性期に水頭症が見られた場合には、腰椎－腹腔シャント（L－P シャント）や脳室－腹腔シャント（V－P シャント）が選択されます。AVM を原因とする場合には外科的切除術、定位放射線治療、塞栓術などの治療が、もやもや病を原因とする場合には頭蓋外内血行再建術が考慮されます。

就業上の問題点

1 復職予測因子

　脳卒中後の復職を促進する要因として、麻痺が軽く、身のまわり動作（セルフケア）や歩行が自立していること、若年者で復職に強い意欲を持っていること、高学歴でホワイトカラーの職種であること、管理職であること、家族や同僚の支援があること、上司や産業医の良好な対応などが挙げられます[18,19]。一方、阻害する要因としては、重度麻痺、中高年齢での発症、ブルーカラー、長期入院、長期の傷病手

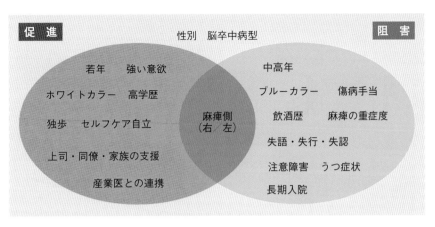

図3 脳卒中勤労者側の復職に関わる要因

当や障害年金の受給、高次脳機能障害（失語、失認など）、精神機能障害（とくにうつ症状）、身体的合併（てんかん、肩手症候群、肩関節亜脱臼、痙縮）が挙げられます[18,19]。性別や脳卒中の病型（脳梗塞、脳出血、くも膜下出血）に関しては、復職への直接的影響は少ないことがわかっていますが[20]、麻痺側に関しては促進要因とも阻害要因ともなり得ます（図3）。

2 復職の時期

わが国での累積復職率は、発症6カ月までと、発症1年〜1年6カ月の2つのピークがみられ、発症6カ月までに比較的障害の軽度の脳卒中患者が復職し、発症1年〜1年6カ月の間で中等度〜重度の脳卒中患者が復職すると考えられます（次頁図4）[21,22]。この1年6カ月という時期は、傷病手当の受給終了期限と一致し、脳卒中の復職が社会経済的要因に影響を受けることを示しています[19,21]。

3 復職の三要素

復職は、脳卒中勤労者、企業、および両者を結ぶ雇用の三要素がそろってはじめて可能となります[18]。

1 脳卒中勤労者側の要因

脳卒中の重症度そのものが最も強い復職の予測要因です。がんや内部障害患者と比較して、脳卒中患者は片麻痺、感覚障害、高次脳機能障害といった多彩な後遺症を呈し、その回復の予測も発症初期には難しく、さらに高血圧や糖尿病、心房細動などの併剤疾患や、てんかん、脳卒中後うつなどの合併症もあり、きわめて個別性が高く、復職の際にはそれぞれに応じたテーラーメイドな対応が必要となります。

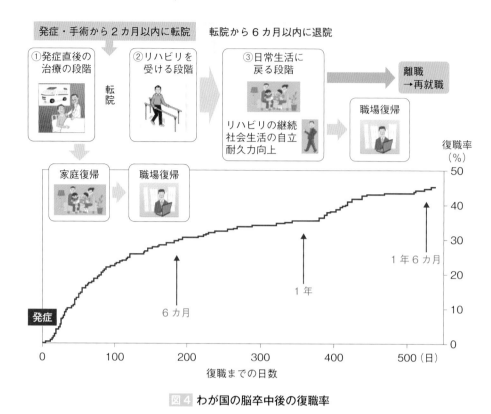

図4 わが国の脳卒中後の復職率

横軸は発症からの経過日数、縦軸は累積の復職率

2 企業側の要因

　企業は勤労者の復職を支援する一方で、本人と周囲の安全衛生を守り、生産性を確保する立場にあり、脳卒中勤労者の希望に沿えないことがあります。また、片麻痺など障害に対する偏見や、高次脳機能障害など、目に見えない障害に対する企業側の理解が得られないこともあります。

3 雇用の要因

　わが国の障害者雇用制度は新規雇用を目的としているため、脳卒中などの中途障害者への支援サービスに乏しく、復職は患者と企業の当事者間の問題だと見なされ、長年行政は関与せず、支援を受けにくい状況にありました。2016年に政府主導の「働き方改革」政策のひとつとして、厚生労働省が「治療と仕事の両立支援」を推進し、ガイドラインを公表しました[11]。また、2018年には「脳卒中・循環器対策基本法」が成立し、社会全体として大きな支援が進められつつあります。

職場に求められる配慮

⒈ 再発予防・治療のための配慮

　脳卒中は、後遺症が見られない場合でも、再発予防のため定期的な通院や服薬が必要なため、通院するための有給休暇取得や、服薬に伴う副作用に対する配慮が必要です。また、寒冷暑熱環境での作業、過重労働、受動喫煙を含む喫煙は、脳卒中の再発リスクとなるため、避ける必要があります。

　脳卒中が再発した場合、意識障害や運動麻痺を伴うこともあり、高所作業や重機操作といった危険を伴う業務は、安全を確保するための措置を講じる必要があります。また、高血圧があれば重量物の取り扱いや交替勤務の制限、痙攣発作があれば高所作業や運転業務の禁止など、合併する疾患によって勤務形態や作業制限が必要となる場合もあります。

⒉ 後遺症に応じた配慮

　国内の脳卒中後の復職率は、軽症まで含めれば約45%だと考えられています[23]。さらに、復職可能であった患者の約80%は発症時に勤務していた企業に復帰し[24]、うち92%が障害者向けの職種や、障害の程度に応じて改変された職場への配置転換を受けており[25]、本人の就業能力と作業負荷とのバランスをとって環境調整、適正配置を行うことが重要だと考えられます。

　たとえば、片麻痺がある労働者に対して、重度の上肢麻痺があれば非麻痺側で作業できるよう作業環境調整を行い、歩行障害があれば段差の解消や、車椅子が通過できる導線の確保などの環境調整が企業側に求められます。また、麻痺や感覚障害などによる巧緻運動障害で細かい作業が困難となった場合には、粗大なものを扱うよう作業内容の変更や他部署への配置転換を考慮する必要があります。

　高次脳機能障害は目に見えない障害で、企業側からは理解されにくく、仕事内容や量、環境が少し変化するだけでミスが増えることも多く、周囲の理解を得るために、継続的な支援が必要です。具体的な配慮としては、記憶障害のためミスを繰り返す場合にはメモ帳やアラームを活用し、他者によるチェックを行います。注意障害や遂行機能障害があり、複数の作業を同時に行えない場合には一つずつ仕事を配分するようにし、新しい作業が覚えられない場合には決められた仕事を行うよう配慮します。また、注意の持続が困難な場合、長時間作業ではミスが増えるため、適

宜休憩をとることが必要となります。

3 復職時の配慮

復職前は必要に応じて職場見学を行い、勤務場所（段差、作業スペース）、業務内容（作業内容、長時間立位、機械の操作、対人業務の有無など）を確認し、可能であれば復職前に実習を行って作業を確認し、職場の理解を得たうえで復職することが大切です。短時間勤務制度、在宅勤務（テレワーク）、試し出勤制度など、柔軟な対応が求められます。

保健指導のポイント

脳卒中は再発率が非常に高い疾患です。保健指導では、再発予防のため抗血小板薬・抗凝固薬の服薬が徹底されているか、併在疾患や合併症の管理がしっかりとできているかを確認することが重要です。再発リスクとなる併在疾患は生活習慣病が多く、服薬だけではなく食事運動療法をしっかりと行う必要があります。麻痺や高次脳機能障害のため、自身だけでは管理を徹底することが難しいことも多く、定期的に保健指導を行い、実行できているか確認することが大切です。

また、復職後に発症前の自身とのギャップや周囲の理解の乏しさに悩み、PSDに陥ることもあるため、保健指導の際には精神不調に陥っていないか注意深く観察しましょう。必要に応じて医療機関を受診し、内服治療を開始することを促す必要があります。PSD は復職直後だけではなく、数カ月後に生じる場合もあり、継続的な精神面の配慮を必要とします。

（佐伯 覚・杉本香苗）

引用参考文献

1. Special report from the National Institute of Neurological Disorders and Stroke. Classification of cerebrovascular diseases III. Stroke, 21 (4), 1990, 637-6.
2. 厚生労働省. 平成 29 年 (2017) 患者調査の概況. 2017.
   https://www.mhlw.go.jp/toukei/saikin/hw/kanja/17/index.html
3. 厚生労働省. 平成 26 年 (2014) 患者調査の概況. 2014.
   https://www.mhlw.go.jp/toukei/saikin/hw/kanja/14/
4. 日本脳卒中データバンク. 「脳卒中レジストリを用いた我が国の脳卒中診療実態の把握」報告書 2019 年.
   http://strokedatabank.ncvc.go.jp/f12kQnRl/wp-content/uploads/27f9c9e8df9c5853644f84616ace7775.pdf
5. 佐伯覚ほか. 脳卒中後の復職：近年の研究の国際動向について, 総合リハビリテーション. 39 (4), 2011, 385-90.
6. 厚生労働省. 定期健康診断結果報告. 2018.
   https://www.mhlw.go.jp/toukei/list/127-1.html
7. 厚生労働省. 平成 18 年身体障害児・者実態調査結果. 2008.
   https://www.mhlw.go.jp/toukei/saikin/hw/shintai/06/index.html

8. 厚生労働省. 平成 28 年 国民生活基礎調査の概況. 2016.
   https://www.mhlw.go.jp/toukei/saikin/hw/k-tyosa/k-tyosa16/

9. 厚生労働省. 平成 29 年（2017）人口動態統計（確定数）の概況. 2017.
   https://www.mhlw.go.jp/toukei/saikin/hw/jinkou/kakutei17/index.html

10. Hata, J. et al. Ten year recurrence after first ever stroke in a Japanese community: the Hisayama study. J Neurol Neurosurg Psychiatry 76（3）, 2005, 368-72.

11. 厚生労働省. 事業場における治療と職業生活の両立支援のためのガイドライン. 平成 31 年 3 月改訂版. 2019.
    https://www.mhlw.go.jp/content/11200000/000490701.pdf

12. 久保慶高ほか. "くも膜下出血をきたした破裂性脳動脈瘤の疫学". 脳卒中データバンク2015. 小林祥泰編. 東京, 中山書店, 2015, 154-5.

13. 下堂園恵ほか. "脳血管障害：急性期から回復期". リハビリテーション医学・医療コアテキスト. 日本リハビリテーション医学会. 久保俊一編. 東京, 医学書院, 2018, 95.

14. 大田哲夫. "脳血管障害および脳の疾患 A. 脳血管障害". 現代リハビリテーション医学. 改訂第 4 版. 千野直一監修. 椿原彰夫ほか編. 東京, 金原出版, 2017, 219-28.

15. Kumar G, et al. Central post-stroke pain: current evidence. J Neurol Sci. 284（1-2）, 2009, 10-7.

16. DeLisa, JA. et al. Physical medicine and rehabilitation, Principles and Practice. 4th ed. Philadelphia, Lippincott Williams & Wilkins, 2005, 1655-76.

17. Werheid, K. A Two-Phase Pathogenetic Model of Depression after Stroke.. Gerontology. 62（1）, 2016, 33-9.

18. 佐伯覚. 脳卒中後の職場復帰の予測要因. 日本職業・災害医学会会誌. 54（3）, 2006, 119-22.

19. Saeki, S. et al. Return to work after stroke. A follow-up study. Stroke. 26（3）, 1995, 399-401.

20. 澤俊二. 就労支援における OT の役割と特徴（働くことの意義と支援）. 作業情報ジャーナル. 43（7）, 2009, 738-42.

21. Saeki, S. et al. Determinants of early return to work after stroke in Japan. J Rehabil Med. 42（3）, 2010, 254-8.

22. 田中宏太佳ほか. 特急掲載 脳卒中患者の復職における産業医の役割：労災疾病等 13 分野医学研究・開発, 普及事業における「職場復帰のためのリハビリテーション」分野の研究から. 日本職業・災害医学会会誌. 57（1）, 2009, 29-38.

23. 佐伯覚ほか. リハビリテーションを受けたあと：その長期予後は？脳卒中. CLINICAL REHABILITATION. 15（9）, 2006, 818-23.

24. 豊永敏宏. 中途障害者の職場復帰. Medical Practice. 27（10）, 2010, 1703-6.

25. 佐伯覚ほか. 脳卒中後の職場復帰予測. 総合リハビリテーション. 28（9）, 2000, 875-80.

Part 2
1

脳
卒
中

2 虚血性心疾患

虚血性心疾患はこんな疾患

　人体を構成する臓器はすべて、その活動に必要な栄養や酸素などのエネルギーを心臓から送り出される血液から供給を受けています。これは心臓自体も例外ではありません。虚血とは血が行き渡っていないことを意味しており、虚血性心疾患は心筋が必要とするエネルギー需要を満たすだけの血液が供給されないことにより、自覚症状を生じたり、心臓機能に異常を来す疾患を意味します。

　心臓は大動脈から最初に分岐して心臓表面を走行する左右の冠（状）動脈により血液供給を受けています（図1）。虚血性心疾患は、この冠動脈が狭窄もしくは閉塞することによって生じることがほとんどですが、呼吸器疾患や貧血などに伴う血液酸素飽和度の低下や、運動、発熱、甲状腺やカテコラミンなどの内分泌異常などに伴う心筋酸素需要の増加により虚血症状が出現することもあります。

　冠動脈の狭窄は、加齢や高血圧、糖尿病、喫煙、脂質異常症などにより動脈硬化が進行し、血管の内腔にプラークと呼ばれるコレステロールに由来する脂質コアが蓄積して生じます。このような物理的な狭窄以外にも、血管内皮機能や自律神経の異常により冠動脈の血管平滑筋の過緊張（攣縮）が生じて狭窄する場合もあります。

　冠動脈の閉塞は、前述したプラークを覆っている皮膜に亀裂が入り、中の脂質コアがむき出しになることで血液を凝固させる血小板が活性化し、そこに血栓が生じて冠動脈内腔を塞いでしまうことで生じることがほとんどです。稀に心房細動などの不整脈で心房内に生じた血栓が冠動脈に飛んで閉塞したり、高血圧などにより大動脈の内層に生じた亀裂から大動脈壁内に血液が入り込んで裂けてしまう大動脈解離が冠動脈に及んで閉塞が生じることもあります。

1 狭心症

　冠動脈に狭窄が生じても、安静時など心筋の酸素需要が少ないときには症状はありません。しかしながら、重い物を持ったり、階段を登ったり走ったりといった運

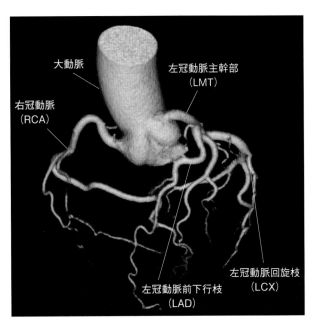

大動脈

左冠動脈主幹部
（LMT）

右冠動脈
（RCA）

左冠動脈回旋枝
（LCX）

左冠動脈前下行枝
（LAD）

図1 心臓の冠動脈解剖図

動負荷によって心筋の酸素需要が増加した場合には、血液の需要と供給のアンバランスが生じ、心筋細胞が虚血に陥り狭心症の発作が生じます。このように運動に伴って生じる狭心症を労作性狭心症といいます。

労作時以外にも、就寝中の明け方や喫煙時などに冠動脈の痙攣により血管内腔が狭窄し、安静時にも生じる冠攣縮性狭心症と呼ばれるものもあります。症状が起こる頻度や症状の持続時間が増したり、より軽い症状でも発作が生じるようになった状態を不安定狭心症と呼び、心筋梗塞になりかけている重篤な状態を示します。

2 心筋梗塞

心臓の血管が完全に詰まると、その血管が栄養していた心筋に酸素や栄養が届かなくなります。全く血液が届かない状態が数時間続くと、心筋細胞が死んで壊死してしまいます。この状態を心筋梗塞といいます。心筋梗塞になるとその領域の心筋が動かなくなるため、心臓のポンプとしての機能が低下します。また、いったん死んだ細胞は再生せず、元には戻りません。心筋梗塞は必ずしも運動中に生じるわけではありません。心筋梗塞を発症して間もない状態を急性心筋梗塞、発症から30日以上経過した状態を陳旧性心筋梗塞と呼びます。不安定狭心症と心筋梗塞はともにプラークの破綻から血栓が生じることにより発症し、いずれも緊急対応が必要に

なるため、これらを合わせて急性冠症候群と呼びます（図2）。

好発年齢／性別

　一般に虚血性心疾患は動脈硬化が始まる 40 代以降から年齢とともに増加し、働き盛りに発症することも少なくありません。男性のほうが女性よりも多いのですが、女性は閉経後に増加する傾向があります。動脈硬化を促進する要因としては、ほかにも糖尿病・高血圧・高脂血症などの疾患、喫煙・肥満・過度の飲酒などのライフスタイルが挙げられます。

主　訴

　狭心症では労作時（冠攣縮性狭心症では安静時）に胸が締め付けられるような胸痛や圧迫感、息切れを感じることが多いのですが、人によっては胸ではなく肩や顎、みぞおちのあたりに痛みを感じる人もいます。安静にして酸素需要が減少すると、症状は数十秒〜10 分位で消失し、長くは続きません。

　心筋梗塞は狭心症よりも非常に強い胸痛が長時間（多くは 30 分以上）続き、多

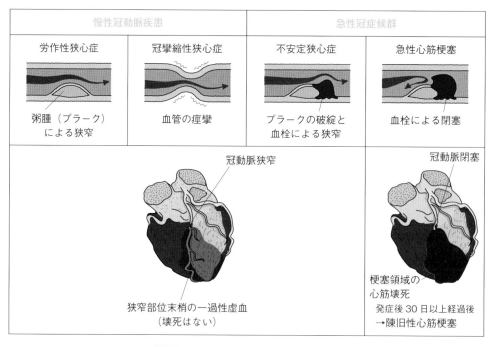

図2 虚血性心疾患のさまざまな病態

くの場合、冷や汗や吐き気を伴います。狭心症と違って安静にしても症状は改善しませんが、冠動脈が閉塞したまま心筋が壊死してしまうと、心筋梗塞による胸痛は消失します。一方、糖尿病や脳血管障害など自律神経障害のある患者さんでは胸痛を自覚しないこともしばしばあります（15～20％）。急性心筋梗塞は病院にたどり着く前に命を落とすケースも多く、死亡率は20～30％程度と高率であり、重篤な病態です。

身体症状など

　狭心症では心筋酸素需要が増加したときに発作が生じるため、血圧や脈拍が上昇している場合がほとんどです。急性心筋梗塞も強い胸痛から同様に血圧・脈拍が上昇することが多いのですが、心臓のポンプ機能低下や房室ブロックなどの不整脈によって血圧および脈拍の低下を来し、顔面蒼白・ショック状態に陥ることもあります。さらに心筋の壊死に伴い、以下に記すようなさまざまな命に関わる合併症を来す恐れがあります。心不全と不整脈は、急性期を乗り越えた慢性期の陳旧性心筋梗塞においても生じますので注意が必要です。

・心不全（虚血性心筋症）
・不整脈（徐脈性・頻脈性）
・機械的合併症（乳頭筋断裂・心室中隔穿孔・心破裂）
・急性心膜炎

どの検査値に異常が現れるか

　虚血性心疾患を疑う診断の手がかりは病歴と問診にあります。主訴である胸痛を生じる疾患は逆流性食道炎や肺疾患・肋間神経痛など多岐にわたりますが、虚血性心疾患が否定できない場合には、生命に関わる心筋梗塞や不安定狭心症を見逃さないように検査を進めます。

　診断は主に心電図、採血、冠動脈造影（CTおよび心臓カテーテル検査）によって行われますが、このほかにも必要に応じて心エコー・核医学検査・運動負荷心電図などを追加します。

1 心電図

　狭心症では発作がないときには心電図上異常所見を認めないことが多く、症状が

あるときに心電図記録を行わないと診断できません。必要に応じて運動負荷心電図（ただし、不安定狭心症や急性心筋梗塞では禁忌です）やホルター心電図を行い、発作時の心電図を捕らえる試みを行います。労作性狭心症の発作時には複数の誘導でSTレベルの低下が認められます。冠攣縮性狭心症や不安定狭心症ではST上昇が認められることもありますが、一過性であり、心筋壊死の所見を認めません。

　典型的な急性心筋梗塞で発症間もない時期には、閉塞冠動脈の部位に応じた誘導においてT波の増高からSTレベル上昇が見られます。その後時間経過とともに、T波の陰転化や異常Q波が記録されます。来院時の心電図で診断がつかなくても、時間をおいて心電図を記録することで変化が明らかとなり、虚血の存在が診断できることもあります。心臓の内側だけ梗塞となる心内膜下梗塞ではSTの上昇が見られず、ST低下やT波の陰転化のみ認められますが、その場合、心筋梗塞の証明は採血でなされます。

　また、虚血性心疾患、とくに心筋梗塞では急性期のみならず慢性期において重症不整脈を生じることも多く、モニター心電図による不整脈の監視やホルター心電図によるリスク評価も必要です。

2 採血

　心筋梗塞により心筋が壊死すると、心筋細胞を構成する物質（いわゆるバイオマーカー）の血中濃度が上昇します。これらの物質は心筋梗塞を生じてから血中濃度上昇まで時間がかかるため、心電図上ST上昇が認められる場合には、結果が出るまで時間がかかる採血を待たずに、心臓カテーテル検査および治療の検討を行います。従来、急性心筋梗塞ではクレアチニンキナーゼ（CK）、クレアチニンキナーゼMB分画（CK-MB）、AST、LDHなどが測定されてきましたが、最近は異常検出までの時間が短く、感度や特異度の高い心筋トロポニンや人心臓由来脂肪酸結合蛋白（H-FABP）がよく用いられます。それぞれの検査の正常値と梗塞から異常が検出できるまでの時間を 表1 に示します。

3 冠動脈造影CT

　造影剤を点滴して心電図に同期した高解像度CTを行うことにより、非侵襲的に冠動脈の評価を行うことができます。臨床上、狭心症ないし冠動脈疾患が疑われる低～中リスクの患者さんで、運動負荷心電図での診断が困難な症例がよい適応です。冠動脈CTにおいて冠動脈狭窄病変がなければ、冠攣縮性狭心症を除いて冠動脈疾

表1 心筋壊死を示すバイオマーカー

	基準値	異常検出までの時間（時間）	異常値持続時間（日）
H-FABP	＜ 6.2 ng/mL	0.5〜3	1〜3
CK	男性：62〜287 U/L 女性：45〜163 U/L	3〜5	3〜6
CK-MB	＜ 25U/L	3〜5	3〜6
トロポニン	＜ 0.014 ng/mL	3〜10	10〜14
AST	10〜40 U/L	4〜6	3〜5
LDH	115〜245 U/L	6〜10	6〜15

患はほぼ否定的と考えてよいのですが、異常がある場合には心臓カテーテル検査を行い、病変の有無を確かめる必要があります。

4 心臓カテーテル検査（冠動脈造影：CAG）

　手首や肘・足の付け根など末梢の動脈からカテーテルを心臓まで通して造影剤を直接冠動脈に注入し、さまざまな方向から冠動脈狭窄・閉塞の有無を確認します。造影だけでなく、冠動脈内から直接血管内超音波で病変の詳細を確認したり、中等度の狭窄で治療の要否に迷う場合には、狭窄の前後で内圧を測定して虚血の有無を評価したり、冠動脈の攣縮を誘発する薬剤を注射して冠攣縮性狭心症を診断することもできます。

Part 2
2
虚血性心疾患

虚血性心疾患の治療

どのような治療が行われるか

　虚血性心疾患では主に下記の3つの治療が行われます。安定型狭心症では待機的に治療を行いますが、急性心筋梗塞と不安定狭心症は短時間に急速に病状が悪化する恐れがあり、治療を急ぐ必要があります。急性心筋梗塞では発症数時間で心筋が壊死してしまうため、一刻も早く緊急心臓カテーテル検査による評価を行って診断をつけ、緊急血行再建術により閉塞を解除して血流を回復しなければなりません。

1 薬物治療

虚血症状の改善と心血管イベントの抑制のため、薬物治療が行われます（**表2**）。

虚血に伴う症状改善には冠血管作用と降圧効果のある硝酸薬、Ca拮抗薬、ニコランジルや、心拍数および心収縮力を低下させ心筋酸素需要を減らすβ遮断薬を用います。とくに冠攣縮性狭心症ではCa拮抗薬が第一選択治療です。

　心血管イベント抑制には、冠動脈内での血栓形成を予防する抗血小板薬、脂質プラークの安定化や進展抑制・退縮をもたらすスタチン、心筋梗塞後の左室リモデリングを抑制するレニン－アンジオテンシン－アルドステロン阻害薬が用いられます。虚血により心機能が低下し心不全を来す場合には、これらに加えて利尿薬なども使用されます。

2 カテーテル経皮的冠動脈形成術（PCI）

　冠動脈の狭窄や閉塞に対して、カテーテルを用いて広げる血行再建術であり、バルーンカテーテルを用いて広げる方法やステントを植え込む方法などがあります。局所麻酔で行うため、患者さんへの身体的負担は軽くて済みますが、いったん広げても血管平滑筋細胞の増殖により再び狭窄を来す恐れがあり、異物であるステントにより血小板が活性化され血栓が形成されるのを防ぐため、長期間にわたり抗血小板薬の内服が必要となります。近年では再狭窄を予防するため血管平滑筋の増殖を抑制する薬剤が溶け出る薬剤溶出型ステント（DES）や薬剤塗布型バルーン（DCB）が使用可能となり、術後遠隔期の再狭窄率は大きく減少しています。

3 冠動脈バイパス術（CABG）

　三枝病変や左冠動脈主幹部病変など、PCIのリスクが高く困難な場合には、外科的に冠動脈にバイパス血管をつなぐ冠動脈バイパス術が行われます。標準的には全身麻酔下に胸骨を縦に大きくあける開胸正中切開を行い、人工心肺を回していった

表2 虚血性心疾患に使用される薬剤と主な副作用

薬　物	副作用
抗血小板薬	出血
β遮断薬	徐脈　血圧低下　浮腫　頭痛
Ca拮抗薬	徐脈　血圧低下　顔面紅潮　浮腫
硝酸薬・ニコランジル	頭痛　ほてり　血圧低下
スタチン	肝機能障害　横紋筋融解症
レニン－アンジオテンシン系阻害薬	高カリウム血症　血圧低下　血管浮腫

ん心臓を止めてバイパスをつなぐ手術が必要ですが、最近は人工心肺を用いずに心臓を動かしたまま行う心拍動下オフポンプバイパス術や、左側胸部の小切開から行う低侵襲冠動脈バイパス術（MIDCAB）など、患者の負担を減らし、術後生活へ影響が少なく早期退院ができるバイパス手術も可能になっています。

　これらの三大治療に加え、必要に応じて以下の治療を行います。また、これ以外に心機能低下に伴う心不全や合併症に応じて、補助循環や外科的修復が必要になる場合もあります。

④ 心臓リハビリテーション

　急性心筋梗塞で緊急入院した急性期から、医師や理学療法士の監視の下、主に歩行や自転車こぎなどの有酸素運動療法を行い、血圧計や心電図などで心臓の負担をモニターしながらリハビリの負荷を徐々に上げていきます。死亡率や運動耐容能・QOL の向上や左室リモデリングの抑制だけでなく、円滑な社会復帰が期待できます。その後も外来における回復期には外来での通院リハビリから、維持期への在宅運動療法移行することで長期的な再発予防効果も期待できます。

⑤ 植込み型デバイス治療

　陳旧性心筋梗塞における低心機能患者では、心室細動や心室頻拍などの致死的不整脈による突然死のリスクが一般人口と比較して高いことが知られており、必要に応じて植え込み型除細動器（ICD）の植込みを行います。また、虚血性心疾患による低心機能に加えて、左脚ブロックにより心筋収縮の同期性が失われ、ポンプ効率がさらに低下して心不全を来している場合には、ペーシングにより同期性を回復する心臓再同期療法（CRT）の植込みを行うこともあります。

治癒までの見通し

　虚血性心疾患の転帰および重症度は、症例によって千差万別です。安定型狭心症では、待機的な血行再建術や内服加療により虚血が解除され、症状がコントロールできれば予後良好であり、PCI による治療ではほとんどの場合、数日間の入院治療で通常の社会復帰可能です。急性心筋梗塞でも、発症後間もなく PCI などにより血行再建できれば、心筋の壊死は最小限に抑えられ、心機能は正常に保たれるので、日常生活に支障なく回復します。一方、心筋梗塞で心機能が低下した場合は、心不全により入退院を繰り返したり、不整脈の発作を来す可能性が高くなります。いず

Part 2
2

虚血性心疾患

れの場合にも継続した内服治療が必要です。

就業上の問題点

　循環器疾患には一般の疾病における就労上の問題点に加え、次の特徴があります。

1 病態および重症度の多様性

　たとえば、心筋梗塞といっても、心機能低下の度合いはどうか、残存虚血があるかどうか、どのような治療が行われたかなど、患者さんの様態は多種多様です。したがって、個々の患者において、同じ病名であっても必ずしも同じ対応が適切であるとは限りません。

2 就労による病状の悪化のリスク

　がんと異なり、循環器疾患は身体的負荷やストレスを伴う作業内容や受動喫煙などの職場環境により、就労そのものに伴って心不全の増悪や発作の再発などを来すリスクがあります。

3 突然死や失神による事故などのリスク

　陳旧性心筋梗塞により心機能が著しく低下している患者では、致死的不整脈による突然死を来すリスクが健常人より高いとされています。また、不整脈や血圧低下に伴う失神を来す恐れがあり、高所作業や重機運転中に失神を来した場合には自分自身だけでなく周囲に危険が及ぶ可能性があるため、そのリスクを評価検討する必要があります。

4 通院機会の確保・病状悪化への対応

　治療により残存虚血がなく、心機能も正常な患者においても、内服加療は中断することなく継続しなければなりません。また、重症例では心不全の悪化に伴い緊急入院が必要になる場合もあり、そのような事態を想定してサポートする体制を事前に構築しておくのもよいと思います。

5 治療に伴う業務制限

　心臓植込みデバイス治療後は電磁干渉によりデバイスに影響を及ぼす可能性が高い環境への立ち入りや溶接などの作業ができなかったり、ICDにおいては第2種免許運転禁止、冠動脈バイパス術のための開心術後、胸骨癒合まで一定期間は上半身の運動・過重負荷制限など特定の業務制限が生じる場合があります。

職場に求められる配慮

　先に述べたとおり、虚血性心疾患の病態ならびに重症度はさまざまであり、病名だけでは行うべき対処を決めることはできません。また、仕事内容や職場環境により必要な配慮もさまざまです。それぞれの患者でリスクの評価を行い個別対応する必要があります。そのためには本人からの病状聴取や必要に応じて医療機関と連携して情報を集め、個別に対応しなければなりません。そして、患者さんだけでなく周囲の安全への配慮は必要なのは言うまでもありませんが、両立支援の観点からは必要以上の過剰な労働制限によって就労が阻害されないよう、職場－本人－医療機関でリスク・コミュニケーションを図り、それぞれの立場においてバランスの取れた配慮を経過に応じて適宜見直しながら進める必要があります。

1 過重労働の制限

　心機能の低下や虚血が残存している場合には、過重労働によって心不全の悪化や狭心症発作を生じる可能性があり、重症度に応じた過重労働の制限が必要になります。一方で、心機能は正常で虚血が解除されている場合には特別な制限を必要としない場合もあるため、本人もしくは必要に応じて主治医に病状の確認を行います。

2 シフトワークや長時間労働の制限

　交替制勤務者は日勤者に比較して冠動脈疾患のリスクが増大し、交替勤務期間が長いほどリスクが高まることが報告されています[1]。長時間勤務についても冠動脈疾患のリスクと相関することが報告されており[2]、労働時間の配慮が必要です。

3 職場環境整備

　本人自身の喫煙と同様に、職場における受動喫煙も冠動脈疾患の再発・悪化のリスクを上げますので、職場内禁煙や分煙など環境整備を行います。また、熱暑環境では脱水による虚血発作や血圧低下を誘発しますのでこれに留意します。

4 治療内容に応じた作業制限

　前述のように、心臓バイパス手術で胸骨正中切開を行った場合には胸骨の融合に2〜3カ月を要するため、その期間は重い物を持ったり上半身をひねったりするような作業、自動車運転は避ける必要があります。植込み型除細動器（ICD）を植え込んだ患者さんでは中型免許（8t 限定を除く）・大型免許や旅客を輸送する二種免許などの職業運転は禁止されています[3]。通勤のための自家用車運転についても、

不整脈に対する作動状況によって一定期間自動車運転ができない場合があります。また、心臓植込みデバイスに対して電磁干渉の恐れがある作業および作業環境[4]では、必要に応じて医療機関に作業の可否を確認する必要があります。

保健指導のポイント

虚血性心疾患患者は心筋梗塞や狭心症発作の再発率が高く、二次予防のための保健指導が極めて重要です[5]。

1 血圧コントロール

2019年に高血圧ガイドライン診療ガイドラインが改定され[6]、冠動脈疾患患者では家庭血圧で125/75mmHg以下、診察室血圧を130/80mmHg以下にコントロールするという目標が設定されています。二次予防においては薬物治療に加えて減塩（1日6g未満）、節酒（純アルコール摂取量30mL/日未満）、適度な運動が推奨されています。

2 体重管理・脂質管理

肥満や脂質異常は動脈硬化を促進するため、body mass index（BMI、kg/m^2）を18.5〜24.9kg/m^2の範囲に体重を適正に保つとともに、脂肪摂取量制限、とくに飽和脂肪酸を減らし、逆に青魚やナッツに含まれるn-3系多価不飽和脂肪酸を摂取することが勧められています。LdLコレステロールは100mg/dL未満、LDLコレステロールは40mg/dL以上を目標とします。

3 糖尿病

糖尿病を合併している患者さんでは、HbA1c7.0%未満を目標に管理します。身体活動時に応じて適切なエネルギー摂取となるよう、食事療法を指導します。

4 禁煙

喫煙による虚血性心筋梗塞のリスク増加は明らかであり、とくに冠動脈の攣縮を誘発するため、冠攣縮性狭心症は禁忌です。禁煙によって比較的短期間（2年未満）で冠動脈再発リスクは低下します。受動喫煙も同様の影響を及ぼすため同僚への指導も重要です。

5 職場における教育・啓蒙

本人への二次予防も重要ですが、同僚に対する虚血性心疾患に関する知識の教育啓蒙も、患者に対する周囲の適切な対応を促すだけでなく、同僚自身の虚血性心疾

患の一次予防、健康経営の観点からも有効です。また、職場における院外心肺停止の発症も少なくなく、同僚による蘇生の速やかな施行の有無が生命予後・神経学的予後を大きく左右するため、心肺蘇生術の職場教育も重要です。

（荻ノ沢 泰司）

引用参考文献
1. 荒川千秋ほか. 交替制勤務と冠動脈疾患との関連. 日本看護管理学会誌. 10（1）, 2016, 30-6.
2. Kivimäki, M. et al. Long working hours and risk of coronary heart disease and stroke: a systematic review and meta-analysis of published and unpublished data for 603,838 individuals. Lancet. 386（10005）, 2015, 1739-46.
3. 日本不整脈学会・日本循環器学会・日本胸部外科学会. 「不整脈に起因する失神例の運転免許取得に関する診断書作成と適性検査施行の合同検討委員会ステートメント」改訂のための補遺.
http://new.jhrs.or.jp/pdf/guideline/com_icd201006_01.pdf.
4. 日本循環器学会ほか. ペースメーカ, ICD, CRT を受けた患者の社会復帰・就学・就労に関するガイドライン（2013年改訂版）.
http://www.j-circ.or.jp/guideline/pdf/JCS2013_okumura_h.pdf
5. 日本循環器学会ほか. 心筋梗塞二次予防に関するガイドライン（2011年改訂版.
http://www.j-circ.or.jp/guideline/pdf/JCS2011_ogawah_h.pdf
6. 日本高血圧学会高血圧治療ガイドライン作成委員会編. 高血圧治療ガイドライン 2019. 東京, ライフサイエンス出版, 2019, 304p.

Part 2
2

虚血性心疾患

3 慢性閉塞性肺疾患

慢性閉塞性肺疾患（COPD）はこんな疾患

　慢性閉塞性肺疾患（chronic obstructive pulmonary disease；COPD［シーオーピーディー］）は、主に喫煙（タバコ煙の吸入曝露）により、徐々に気道が炎症を起こして気道壁の肥厚を来し、気管支が細くなり（気道狭窄・気流閉塞）、酸素を取り込む肺組織が傷害されて肺胞の壁も破壊されてしまい（肺気腫）、肺の容積が増加して、肺での空気の出し入れ（呼吸）が有効にできなくなってしまう病気です。とくに動くと息が苦しくなります。以前は慢性気管支炎、気管支喘息、肺気腫と呼ばれていたものの一部が含まれます。

　長期間の喫煙のため、もともとはきめの細かい肺胞が徐々に拡大していき、目の細かいスポンジのような肺胞の構造が破壊されていくと、数mmから数cmの目の粗い構造となってしまいます（図1、図2）。また、同時に末梢気道（2mm程度に細くなっている、肺の最も深い部分の気管支）の壁も厚くなり、内腔が狭窄・閉

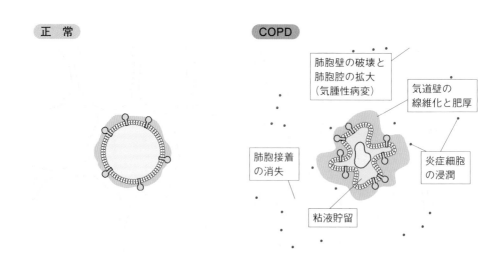

図1 COPDの末梢気道と肺胞領域の病変

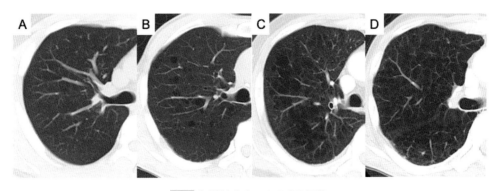

図2 気腫性病変の HRCT 画像

A：正常、B：軽度気腫性変化、C：中等度気腫性変化、D：高度気腫性変化
肺野条件の HRCT（high-resolution CT）では、気腫性変化が強くなるにつれて、黒く抜けた部分（気腫性変化）がより大きくなり、広範囲に広がります

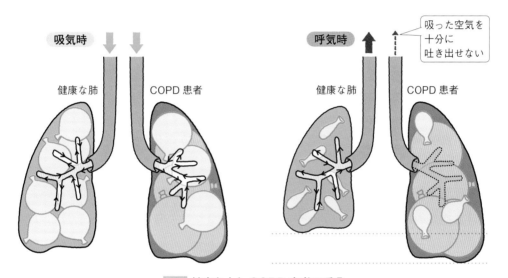

図3 健康な人と COPD 患者の呼吸

塞していくため、息が吐きづらく、息を吐くのに時間がかかるようになります（図3）。また、肺は過膨張となり、常時肺には空気が余分にたまっている状態になります。病状が進行すると、胸部 X 写真では肺野透過性の亢進、心臓後腔および胸骨後腔の拡大、末梢血管影の狭小化・減少、肺門陰影の増強、滴状心、過膨張所見（胸郭前後径の増大、肋間腔の拡大、横隔膜の平低化）が見られるようになってきます（図4）。長期にわたる喫煙歴があり、さらに慢性の咳や喀痰が認められ、階段を昇るときや急いで歩くような労作時に呼吸困難があれば、まずこの病気を疑ってよいと考えます。

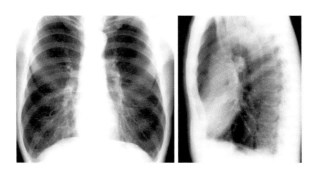

図4 進行した COPD の胸部 X 線写真

胸部 X 線写真正面像（左）および側面像（右）では、肺の過膨張を反映して、胸郭の拡大や横隔膜の平底化、肋間腔（肋骨と肋骨の間）の拡大が見られます。また、正面像では滴状心（肺が過膨張のための胸郭の拡大のため心臓が相対的に小さく見える）が、側面像では胸骨（向かって左側の胸郭前方中央の骨）の後ろの腔（胸骨後腔）の拡大などが見られます

　COPD の主な原因は喫煙であり、長年の喫煙習慣のある中高年に多く発症することから「肺の生活習慣病」とも呼ばれています。がん、脳卒中、高血圧や糖尿病などのよく知られた疾患とは違って、あまりなじみのない病名であることや、診断には呼吸機能検査が必要であることなどが背景となり、ほとんどの患者さんが未診断・未治療の状態にあると考えられます。高齢化の進む本邦では患者数が増加しており、2000 年の調査では 40 歳以上の人で 8.6％、60 歳代で 12.5％、70 歳以上で 19.6％と報告されています[1]。

　呼吸機能検査を行って、気管支拡張薬吸入後の一秒率（最初の一秒間で勢いよく吐ける空気の量［一秒量］と、勢いよく吐く空気全体の量［努力性肺活量］の比）が、70％未満になることを満たすことで診断します[2]。まだ喫煙していれば、禁煙します。現在、非常に有効な気管支拡張薬などの治療薬が次々と使用可能となっており、適切な治療を行うことで、息切れや呼吸機能は改善傾向を示しますが、呼吸機能や肺気腫所見が正常に復すまでよくなることは、通常、ほとんどありません。

気管支喘息との違い

　気管支喘息も COPD と同様に、呼吸機能検査で一秒率が 70％未満になることがある疾患ですが、喘息の場合は吸入ステロイド薬や β_2 刺激薬などを中心とした適切な治療が行われると、呼吸機能や自覚症状は正常化する可能性のある疾患です。

COPD と気管支喘息の合併

　COPD も気管支喘息も、同じように気管支が狭小化して息が吐きづらくなる病態であり、そもそも COPD の診断には気管支喘息を除外する必要があります。し

かしながら、現在、COPD と気管支喘息の合併（喘息と COPD のオーバーラップ：asthma COPD overlap：ACO）の頻度も比較的高いことがわかってきています[3]。『喘息と COPD のオーバーラップ（ACO）診断と治療の手引き 2018』に、COPD と喘息それぞれの診断の目安が記載されており、ACO と診断されれば喘息に対する吸入ステロイド薬による治療が必要となりますが、加えて抗コリン薬吸入薬やβ_2刺激薬吸入薬の 3 種類の薬剤の配合薬吸入薬が使用できるようになっています。

好発年齢

　COPD は喫煙歴のある中高年に多く見られる病気です。少し古い疫学調査になりますが、2000 年の本邦における大規模な疫学調査研究である NICE スタディの結果によると、40 歳以上の日本人の COPD の有病率は 8.6％、患者数は 530 万人と推定されました[1]。しかし、2014 年の厚生労働省患者調査では、病院で COPD と診断された患者数は約 26 万人であり、2000 年以降の本邦におけるさらなる高齢化を考え合わせると、未受診患者は少なくとも 500 万人以上いることが推測され、診断基準に合致するものの COPD に気付いていない、もしくは正しく診断されていない可能性のある方々が非常に多いことが考えられます。

　本邦における慢性閉塞性肺疾患の有病率は、喫煙者と既喫煙者のほうが非喫煙者よりも高く、また高齢になるほど高くなる傾向があります（図5）。厚生労働省に

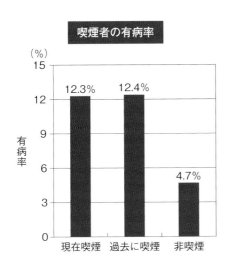
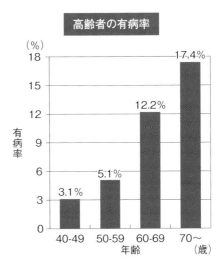

図5 慢性閉塞性肺疾患の有病率

（文献 1 を改変）

よる 2017 年の死因統計では、「慢性閉塞性肺疾患（COPD）」は 18,523 人となっており、2016 年から死因統計の方法が変更された影響もあると考えられますが、増加しています。

どういう人がなりやすいか

本邦では男性が多い喫煙頻度を反映して、COPD の罹患率も男性に圧倒的に多く見られます。より若年からの喫煙開始や、一日あたりの喫煙本数が多い人、喫煙期間がより長い人が、COPD に罹患しやすい傾向があります。

健常者でも、高齢になるにつれて一秒率が 70% 未満となる人が増えてきますが、喫煙歴がある人もまた、より高齢となるほど一秒率が 70% 未満となる人が増えてきますので、COPD の診断基準を満たす人は増えていく傾向があります。

さらに、遺伝因子や環境因子についてはさまざまな研究報告はあるものの、一定の結果を得ることはなかなか難しく、近年では日本人の COPD と関連したゲノム解析やオミックス解析（遺伝子、メッセンジャーRNA、たんぱく質、代謝物などの各研究分野の総称）を組み合わせることにより、遺伝因子や環境要因の解明に向けた大規模研究が進んでおり、今後、日本人における COPD 患者さんの分子病態の解明から発症リスク予測が可能となって、予防や層別化（テーラーメイド）治療が将来的には可能となるかもしれません。

身体症状

呼吸機能検査で COPD と同様に閉塞性肺障害（呼吸機能検査で一秒率が 70% 未満）を呈する気管支喘息では、動かなくても発作が起こると気管支が狭小化するため呼吸困難や喘鳴を来しますが、COPD では動かないと息切れはなく、階段の上り下りなどの少しの動作で息切れがしたり、咳や痰が続く、ゼーゼー・ヒューヒューという呼吸音がする、という症状が主体です。

これらの症状は年々増悪していくことが多いのですが、初期には歩く速度を調節したり、休み休み歩いたりと自分で呼吸困難が出にくいように調整したり、年齢のせいだと思ったりすることも多いため、自覚症状として労作時呼吸困難が認識されないことも多く、喫煙歴のある人については、早期に禁煙をすることと、客観的な呼吸機能検査による評価を行うことが望まれます。

COPD の診断

　長期の喫煙などの曝露因子があり、前述のように、呼吸機能検査で気管支拡張薬吸入後の一秒率が70%未満（正常値は70%以上）であり、ほかの気流閉塞を来しうる疾患を除外することにより診断されます。

　胸部 CT の肺野条件（肺の微細な構造がわかる条件）では、低吸収領域と呼ばれる CT 上大小の細かく黒く抜けた領域が肺の全体に見られる例（肺気腫）が多いですが、肺気腫があるだけでは、慢性閉塞性肺疾患とは診断できません。必ず、「気管支拡張薬吸入試験」という呼吸機能検査（気管支拡張薬吸入前と吸入後に2回検査して比較します）を行わないと診断できませんので、喫煙歴がある人はぜひ一度呼吸機能検査を受けることが勧められます。

COPD の治療

　COPD の治療では、禁煙が最も重要となります。次いで薬物治療、呼吸リハビリテーション、栄養療法、酸素療法などがあります。

1 禁　煙

　禁煙外来では、内服薬や貼付薬、ガムなどを用いた禁煙治療を受けることができます。施設基準を満たしており、ニコチン依存症のスクリーニングテスト（Tobacco Dependence Screener：TDS）が5点以上、35歳以上ではブリンクマン指数（1日の喫煙本数×喫煙年数）が200以上で、ただちに禁煙する意思があり、禁煙治療について説明を受け、治療を受けることを文書により同意した人は、禁煙治療の保険治療対象者となります。

2 薬物治療

　気管支拡張薬の吸入薬が第一選択になります。多くの種類の抗コリン薬（ムスカリン M_3 受容体拮抗薬）や交感神経 β_2 刺激薬の単剤、またそれらの配合薬が使用できます。さらに、前述の喘息との合併である ACO では、吸入ステロイド薬、抗コリン薬、β_2 刺激薬の3種類の吸入薬の配合薬も使用されます。

　COPD は、気管支拡張薬などの治療を行うと、症状はだいぶ改善しますが、薬を全く使用せずに、若い頃のように労作時の呼吸困難がない状態に戻るという意味での「治癒」は期待できません。このため、治療の目標は、「可能な限り労作時な

どの呼吸困難や咳、痰の症状を改善させる」ことと、「生命予後を改善させる」ことが主になります。

③ 呼吸リハビリテーション、栄養療法、酸素療法など

労作時の呼吸困難が強い場合は呼吸リハビリテーションが有効です。また、COPD患者さんでは呼吸に費やされるエネルギー消費が大きいことから、徐々に痩せる人も多く、適切な栄養管理や栄養療法が重要となります。さらに、COPDは病状の進行とともに、最初は労作時のみ低酸素血症を来し始めますが、徐々に安静時にも低酸素血症を来すようになります。安静時、労作時、労作直後の低酸素血症がパルスオキシメータなどで確認されれば、必要に応じて適宜酸素療法を開始することも必要となります。

④ ワクチン接種

毎シーズンのインフルエンザウイルスワクチンと肺炎球菌ワクチンの接種が勧められます。肺炎球菌ワクチン（ニューモバックスNP[R]）は、65歳以上では5年ごとの定期接種が推奨されています。ニューモバックスNP[R]に加え、プレベナー13[R]というもう一つの肺炎球菌ワクチンもあり、両方接種することが望ましいですが、スケジュールを調整する必要があるため、医師と相談しなければなりません。

就業上の問題点

軽症で、吸入薬や内服薬などを外来治療で受けているCOPD患者さんでは、治療薬の適切な使用と継続、定期受診が重要です。業務内容によっては、労作時の呼吸困難などについて細かく聴取することも必要です。また、病状が進行してくると、低酸素血症を主に労作時に呈するため、可能であれば自覚症状とともにパルスオキシメータを用いた酸素飽和度のチェックも有用です。SpO_2が90%前後となるようであれば、担当医と情報を共有し、酸素療法の必要性について検討しましょう。

喀痰が見られる人であれば、膿性痰（うみのような黄色い痰）であるかなど細菌感染の徴候があるかどうかや、発熱、食欲、体重の増減などを細かくチェックして、必要に応じて担当医と連絡を取ることが理想的です。

職場に求められる配慮

喫煙歴のある中高年はすべてCOPDの可能性があります。喫煙者であれば、ま

ずは禁煙を勧めたうえで、呼吸機能検査、胸部レントゲン写真、胸部CTなどの必要性を検討していきます。

保健指導のポイント

COPDの予防や治療において、最も重要なことは禁煙です。また、早期発見には呼吸機能検査が重要です。胸部X線写真では、ある程度までの気腫性病変（肺気腫）はまずわかりません。気腫性病変（肺気腫）の検出には胸部CTを撮影することが必要です。喫煙者や既喫煙者は肺癌などの危険も高いことから、とくに50歳以上の人については、胸部CTを有効に活用することも必要です。

（矢寺 和博）

引用参考文献

1. Fukuchi, Y. et al. COPD in Japan: the Nippon COPD Epidemiology study. Respirology. 9（4）, 2004, 458-65.
2. 日本呼吸器学会COPDガイドライン第5版作成委員会. COPD（慢性閉塞性肺疾患）診断と治療のためのガイドライン2018. 第5版. 東京, 日本呼吸器学会, 2018, 169p.
3. 日本呼吸器学会喘息とCOPDのオーバーラップ（Asthma and COPD Overlap：ACO）診断と治療の手引き2018作成委員会. 喘息とCOPDのオーバーラップ（Asthma and COPD Overlap：ACO）診断と治療の手引き2018. 東京, 日本呼吸器学会, 2017, 104p.

Part 2
3
慢性閉塞性肺疾患

4 慢性腎臓病

慢性腎臓病はこんな疾患

　慢性腎臓病（chronic kidney disease；CKD）は、増加する透析患者数を抑制する目的で、2002年に国際的に定義されました。世界中、とくに日本では透析患者が増加し続けており、医療経済的に大きな問題となっています。また、CKD が進行すると透析療法や腎移植術が必要となるのみならず、心筋梗塞や心不全、脳卒中などの心血管病のリスクを上昇させることが示されています。CKD は、腎疾患の発症を予防する啓発活動を行い、また、腎疾患の早期発見・早期治療介入により重症化を防ぐことを目的として提唱された概念です。慢性に進行する腎疾患は多数ありますが、健康診断や一般かかりつけ医での日常診療でもわかりやすいように、主に尿所見と腎機能（糸球体濾過量：glomerular filtration rate；GFR）で腎疾患を検出できるようにしたのが、CKD 診断基準です（表1）[1]。

　表1 の通り腎疾患を検出した場合は、原疾患、腎機能（GFR）、蛋白尿・アルブミン尿から重症度（表2）[2] を評価し、必要があれば腎臓専門医へ紹介します。CKD の原疾患はさまざまですが、代表的な疾患として慢性糸球体腎炎や糖尿病性腎臓病、多発性嚢胞腎、高血圧による腎硬化症などがあります（表3）[2]。

表1 CKD 診断基準（以下のいずれかが 3 カ月を超えて存在）

腎障害の指標	アルブミン尿（AER ≧ 30mg/24 時間；ACR ≧ 30mg/gCr）
	尿沈渣の異常
	尿細管障害による電解質異常やそのほかの異常
	病理組織検査による異常、画像検査による形態異常
	腎移植
GFR 低下	GFR ＜ 60 mL/ 分 /1.73m^2

AER：尿中アルブミン排泄率、ACR：尿アルブミン /Cr 比
(KDIGO CKD guideline 2012)　　　　　　　　　　　（文献 1 より転載）

表2 CKD 重症度分類

原疾患	蛋白尿区分		A1	A2	A3
糖尿病	尿アルブミン定量 （mg/ 日） 尿アルブミン /Cr 比 （mg/gCr）		正常 30 未満	微量アルブミン尿 30〜299	顕性アルブミン尿 300 以上
高血圧　　腎炎 多発性嚢胞腎 移植腎　　不明 その他	尿蛋白定量（g/ 日） 尿蛋白 /Cr 比 （g/gCr）		正常 0.15 未満	軽度蛋白尿 0.15〜0.49	高度蛋白尿 0.50 以上
GFR 区分 （mL/ 分 / 1.73m^2）	G1	正常または 高値　 ≧ 90			
	G2	正常または 軽度低下　 60〜89			
	G3a	軽度〜中等 度低下　 45〜59			
	G3b	中等度〜高 度低下　 30〜44			
	G4	高度低下　 15〜29			
	G5	末期腎不全 （ESKD）　 < 15			

重症度は原疾患・GFR 区分・蛋白尿区分を合わせたステージにより評価する。CKD の重症度は死亡、末期腎不全、心血管死亡発症のリスクを緑 ▢ のステージを基準に、黄 ▨、オレンジ ▨、赤 ▨ の順にステージが上昇するほどリスクは上昇する（KDIGO CKD guideline 2012 を日本人用に改変）

（文献 2 より転載）

表3 成人に多い腎疾患

	一次性	二次性	遺伝性・先天性
糸球体疾患	IgA 腎症　　膜性腎症 微小変化型ネフローゼ症候群 巣状分節性糸球体硬化症 半月体形成性腎炎 膜性増殖性糸球体腎炎	糖尿病性腎症 ループス腎炎 顕微鏡的多発血管炎 （ANCA 関連血管炎） 肝炎ウイルス関連腎炎	良性家族性血尿 Alport 症候群 Fabry 病
血管性疾患		高血圧性腎症（腎硬化症） 腎動脈狭窄症 コレステロール塞栓症 腎静脈血栓症 虚血性腎症	
尿細管間質疾患	慢性間質性腎炎	痛風腎　　薬剤性腎障害	多発性嚢胞腎 ネフロン癆

（文献 2 より転載）

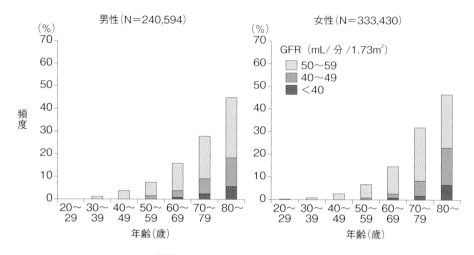

図1 年齢別の CKD 患者の頻度

（文献 2 より転載）

好発年齢／性別

　日本人のCKD患者数は約1,330万人と推計され、成人の約8人に1人はCKDとされています。男女とも年齢が高くなるほどCKD患者頻度は高くなります（図1）[2]。CKDの発症には加齢のほか、糖尿病、高血圧、脂質異常症、肥満、喫煙などの生活習慣の異常が深く関わっていることがわかっており、働き盛りの人にも少なくありません。したがって、かかりつけ医のみならず、職場での保健指導や早期発見が重要となると考えられます。また、男性では女性に比して蛋白尿が陽性となる割合が高いことが示されており、より厳格な治療・生活習慣の改善が求められます。

主訴・身体症状

　原疾患によっても異なりますが、多くのCKDは無症状であり、健康診断やかかりつけ医での定期検査の中で、偶発的に検尿異常や腎機能低下として発見されます。活動性の高い慢性糸球体腎炎では肉眼的血尿を自覚することがあります。慢性糸球体腎炎の中でも、大量の蛋白尿と低アルブミン血症を認める病態をネフローゼ症候群と呼びますが、その場合は浮腫や体重増加を生じます。重症の場合は胸水による

呼吸苦、腹水による腹部膨満感を自覚することがあります。多発性嚢胞腎では、腹部エコーや CT で偶発的に発見されることが多く、腎容積が増大すると腹部膨満として気づくことがあります。末期腎不全（end-stage kidney disease；ESKD）のような腎機能低下が著しい場合は、食欲不振や嘔気・嘔吐などの消化器症状や、全身倦怠感、易疲労感、浮腫を認めることがあります。

どの検査値に異常が現れるか

診断基準にもある通り、尿検査と血液検査に異常が現れます。多発性嚢胞腎などでは画像検査で形態異常が確認されます。

1 尿検査

前述のとおり CKD は無症状であることが多く、尿検査は重要な情報を与えてくれます。しかも検尿は簡便で安価で正確性も高く、非常に有用な検査です。CKDの診断基準にもあるように、血尿や尿蛋白を認めることは腎疾患の存在を示唆します。活動性の高い糸球体腎炎では赤血球円柱や上皮円柱、顆粒円柱などを伴います。

CKD における尿蛋白は重要な予後予測因子のひとつです。蛋白量が多いほどESKD になりやすいことが示されており、尿蛋白定量が重要となります。1日150mg までの微量な蛋白尿は健常者でも認められ、正常（＜ 0.15g/ 日）、軽度（0.15〜0.49g/ 日）、高度（＞ 0.50g/ 日）に分類されます。軽度の蛋白尿は発熱や運動後でも認めることがあり、生理的蛋白尿と呼ばれます。軽度以上の量が持続性に認められる場合には病的意義があると考えます。糖尿病患者では尿糖を認めることがあります。また、微量アルブミン尿の存在で、より早期に腎症の合併を評価できます。

2 血液検査

1 血清クレアチニン

クレアチニン（Cr）は筋肉で作られる老廃物のひとつで、筋肉量に依存し、ほぼ一定です。腎臓の糸球体で濾過され尿中に排泄されます。血清クレアチニン値は筋肉での産生量と腎臓での排泄量により決定されます。CKD が進行し糸球体濾過量が低下すると、クレアチニンは尿中へ排泄されなくなり、血清クレアチニンが上昇します。正常値は男性 0.61〜1.04mg/dL、女性 0.47〜0.79mg/dL です。

2 糸球体濾過量

GFR は腎臓の糸球体が1分間にどのくらいの血液を濾過し尿を作っているかを表す数値で、腎機能の指標とされています。GFR 測定のゴールドスタンダードはイヌリンクリアランスですが、測定が煩雑であるため、一般診療では血清クレアチニン値、性別、年齢から、日本人の GFR 推算式を用いて算出します（estimated GFR；eGFR）。腎機能区分は GFR によって6段階に分類されます（p125 表2）。

$$eGFR（mL/分/1.73m^2）= 194 × Cr^{-1.094} ×年齢（歳）^{-0.287}$$

（女性はこの値に×0.739）

3 クレアチニンクリアランス

クレアチニンクリアランス（Ccr）は、イヌリンクリアランスと同様に個別の患者の腎機能評価として測定されます。イヌリンクリアランスの測定は煩雑であるため、日常診療の場では24時間内因性 Ccr から GFR を推定します。

$$Ccr（mL/分）= \frac{Ucr（mg/dL）× V（mL/日）}{Scr（mg/dL）× 1,440（分/日）}$$

Ucr：尿 Cr 濃度　　V：1日尿量　　Scr：血清 Cr 濃度

しかし、外来診療においては蓄尿の信頼性が問われることがあり、Cockcroft-Gault 式（C-G 式）による Ccr が頻用されます。

$$Ccr（mL/分）=（140 −年齢［歳］）×体重 kg／（72 × Cr）$$

（女性はこの値に×0.85）

Cr：血清 Cr 濃度（mg/dL）

腎機能が低下した CKD では、腎排泄性の薬物は腎機能に応じて減量や投与間隔の延長が必要です。C-G 式による Ccr は、体格を考慮した患者個々の腎機能の指標であり、薬物療法の際には Ccr（C-G 式）を参考に投与量を決定します。

3 画像診断

腎臓の形態学的異常をとらえることは、腎疾患の鑑別に役立ちます。とくに腎委縮の有無から、腎障害が急性か慢性かを推測することができます。腎臓には結石や石灰化がよく見られ、血尿の原因となることがあり、単純 X 線（KUB）で確認することが重要です。また、多発性胞腎は腹部エコーや CT 検査で偶発的に発見させることが少なくありません。

慢性腎臓病の治療

　CKD は、ESKD の危険因子のみならず、心血管疾患の発症危険因子であることは明白です。さらに、ESKD と心血管疾患とは互いに負の連鎖をもたらすことがわかっています。CKD の進行を予防することで、心血管疾患の発症を防いで ESKD －心血管疾患の悪循環を断ち切り、患者の QOL や生命を維持することを目的とします。ESKD に至った場合は、腎代替療法として透析療法（血液透析、腹膜透析）、腎移植のいずれかを行います。以下に、CKD の集学的な治療の中でも、職場環境において保健指導が可能な項目に重点を置き、解説していきます。

1 生活習慣の改善

　CKD は慢性に経過する疾患であり、その療養にあたっては生活上の注意が欠かせません。肥満を解消すること、禁煙などは高血圧治療や心血管疾患予防に必須です。また、生活習慣の改善は動脈硬化の進展を抑制し、CKD の進行を抑制することにもつながります。

・肥満の是正に努める（BMI ＜ 25 を目指す）

・禁煙は必須

・適正飲酒量はアルコール（エタノール）量として男性 20～30mL/ 日以下、女性10～20mL/ 日以下

2 食事指導

1 塩分制限

　CKD 患者における 1 日の塩分の最大摂取量は 3g～6g が推奨されています。日本人の 1 日平均塩分摂取量は 10.6g と報告されており、CKD 患者の目標値よりも60％多い状態です。したがって、多くの CKD 患者は塩分摂取量を達成するために、劇的な意識・行動改革が必要となると考えられます。実は、食事中のナトリウム供給源における割合は、約 77％が加工食品中に添加されており、調理中や食事中の塩分の添加は 11％程度であるという統計があります。調理方法などの工夫とともに、食品選びにも重点を置いた食事指導が必要です。

2 蛋白制限

　蛋白摂取を減らすと、とくに尿蛋白を減少させる点で CKD 患者に有益であるというエビデンスはあります。しかし、低蛋白食が CKD の進展を遅らせるかどうか

は未だに議論の余地があるところです。低蛋白食は適切に行わなければ、単なる栄養状態の悪化につながりかねず、各栄養素との全体のバランスを考える必要があります。そのため、より厳格な蛋白質制限を行う場合は、腎臓専門医と管理栄養士による継続的な患者指導を行う必要があるとされています。健常日本人の蛋白質摂取推奨量は 0.9g/kg 体重／日となっていますが、腎臓への負荷を軽減する目的で、ステージ G3 以下の CKD 患者へは蛋白質制限を推奨しています。

・ステージ G3a…0.8〜1.0g/kg 体重／日

・ステージ G3b 以降…0.6〜0.8g/kg 体重／日

3 エネルギー量

CKD 患者の摂取エネルギー必要量は健常人と同程度でよく、性別、年齢、身体活動レベルで調整しますが、25〜35kcal/kg 体重／日が推奨されています。肥満症例では、体重に応じて 20〜25kcal/kg 体重／日を指導してもよいとされています。

3 高血圧の治療

CKD と高血圧の悪循環を断ち切るためには厳格な降圧療法が必要ですが、まずは生活習慣の改善、とくに減塩が必須です。薬物療法ではアンギオテンシン変換酵素（ACE）阻害薬やアンギオテンシン II 受容体拮抗薬（ARB）を中心とした降圧療法を行いますが、降圧目標の達成には多くの場合、ほかの降圧薬の併用を必要とします。ACE 阻害薬や ARB で降圧すると、尿蛋白や尿中アルブミンが減少し、CKD 進展抑制効果が期待できます。一方、ACE 阻害薬や ARB を使用する際の注意点として、eGFR の低下や血清カリウムの上昇をみることがあり、モニタリングが必要です。降圧目標は、基本的には診察室血圧 130/80mmHg 以下としますが、糖尿病の有無、蛋白尿（軽度以上）の有無、高齢などにより、管理目標値が多少異なります（表4）[1]。

表4 **CKD 患者への降圧療法**

		75 歳未満	75 歳以上
糖尿病（−）	蛋白尿（−）	140/90 mmHg 未満	150/90 mmHg 未満
	蛋白尿（＋）	130/80 mmHg 未満	150/90 mmHg 未満
糖尿病（＋）		130/80 mmHg 未満	150/90 mmHg 未満

・75 歳未満では、CKD ステージを問わず、糖尿病および蛋白尿の有無により降圧基準を定めた

・蛋白尿については、軽度尿蛋白（0.15g/gCr）以上を「蛋白尿あり」と判定する

・75 歳以上では、起立性低血圧や AKI などの有害事象がなければ、140/90mmHg 未満への降圧を目指す

（文献 1 より転載）

4 糖尿病の治療

　現在、新規透析導入の原疾患の第1位は糖尿病性腎症であり、CKD対策の重要課題のひとつです。糖尿病を伴うCKD患者では、厳格な血糖管理により、糖尿病性腎症の発症・進展を抑制できることが明らかにされています。早期腎症のみならず、糖尿病神経障害や糖尿病網膜症を含めた細小血管症の進行を抑制するためにはHbA1c 7.0%未満の血糖管理が推奨されますが、CKD合併例では低血糖も起こりやすいため、十分な注意が必要です。

5 脂質異常症の治療

　CKD患者の脂質管理においても、まずは食事療法や運動療法などの生活習慣の改善が優先されます。薬物療法としては、スタチン、およびスタチンとエゼチミブ併用により、CKDイベント発症ならびに再発、蛋白尿の減少と腎機能低下抑制が期待されます。CKD患者の脂質管理目標は、冠動脈疾患の一次予防でLDL-C＜120mg/dLと設定し、冠動脈疾患既往の二次予防ではLDL-C＜100mg/dLとしています。

6 高尿酸血症に対する治療

　腎機能低下に伴って尿酸排泄が低下するため、腎機能障害のあるCKD患者では高尿酸血症の頻度が高まります。過食、高プリン体・高脂肪・高蛋白質食嗜好、常習飲酒、運動不足などの生活習慣は高尿酸血症の原因となるばかりでなく、肥満、高血圧、糖・脂質代謝異常やメタボリックシンドローム合併とも関わるため、その是正は重要です。尿酸の管理目標に関してはエビデンスが不十分であり、明確な推奨は行われていません。しかし、いくつかの介入試験からは、血清尿酸値8.0mg/dL以上で薬物治療を開始し、6.0mg/dL以下を目標とすることが推奨されています。

7 CKDの原因に対する治療

　CKDの原因が明らかにできれば、その治療を行います。疾患にもよりますが、ステロイドや免疫抑制薬の投与、トルバプタンなどの利尿薬が適応となることがあります。それぞれに重度の副作用が生じる可能性があり（表5）、就業の場では、腎臓専門医と密に連携をとりながら就業管理を行うことが大切です。

8 腎代替療法

　CKDからESKDに至った場合には、これまでの保存療法は無効となるため、生命の維持のために腎代替療法が必要となります。腎代替療法には、血液透析・腹膜

Part 2
4

慢性腎臓病

表5 腎疾患（腎炎、多発性嚢胞腎）で使用する薬剤の副作用

ステロイド	感染症、消化性潰瘍、高血糖、骨粗鬆症、血圧上昇、不眠、多毛、満月様顔貌、食欲亢進、離脱症候群など
免疫抑制薬 　シクロスポリン（CyA） 　ミゾリビン（MZR） 　シクロフォスファミド（CPA） 　リツキシマブ	腎機能障害、高血圧、耐糖能障害、多毛、皮肉腫脹など 高尿酸血症、胃腸障害、肝機能障害、血小板減少など 白血球減少、悪性腫瘍は用量依存性に上昇、出血性膀胱炎 Infusion reaction、汎血球減少、感染症など
トルバプタン	脱水、体重減少、肝機能障害、高ナトリウム血症

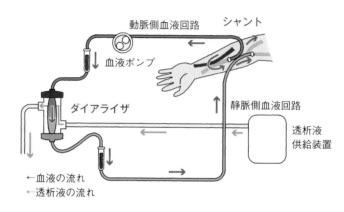

図2 血液透析回路

内シャントに針を刺し、ポンプを使って血液を体外に取り出し、ダイアライザに循環させて尿毒素を除去した後、体に戻します

透析・腎移植があります。

1 血液透析

　血液透析は血液の体外循環により人工腎臓に血液を通して尿毒素を除去するものです。標準的には、専門の医療機関に通院し、1回3〜5時間の血液透析を週3回の頻度で継続します。それでも腎臓のすべてを代行することはできず、食事や運動など日常生活の過ごし方に注意が必要です。血液透析を行うには、1分間に200mLほどの血液をダイアライザ（透析器）に送り込む必要があり、血流量の多い太い血管（内シャント）に穿刺する必要があります（図2）。内シャント（図3）は透析患者にとって重要なものであり、日常の管理が必要となります。

2 腹膜透析

　腹膜透析では腹腔内に直接透析液を注入し、一定時間貯留している間に腹膜を介

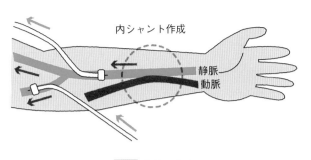

図3 内シャント

手首近くの腕の動脈と静脈をつなぎ合わせることにより血管を
太くします

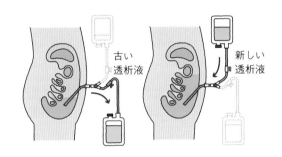

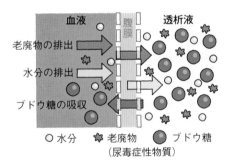

○水分　🌟老廃物　●ブドウ糖
　　　　　（尿毒症性物質）

図4 腹膜透析

して血中の尿毒素、水分や塩分を透析液に移動させます（図4）。十分に移動した
時点で透析液を体外に取り出すことにより血液浄化が行われます。腹膜透析では透
析液の出し入れを行うためのカテーテルを腹腔内に留置する手術が必要となります。
カテーテルの一方は体外へ出ている状態であり、カテーテル出口部や周囲を清潔に
保ち、感染予防に努めることが重要です。

3 腎移植

腎移植には生体腎移植と死体腎移植がありますが、日本の腎移植の約90%が生体腎移植です。最近では、維持透析を受けずに行う腎移植（先行的腎移植）が増加しており、維持透析療法を一定年月受けてから行う移植と比較し、成績が劣ることなく、むしろ優れている場合もあるとされています。この先行的腎移植は、血液透析、腹膜透析と並んで腎代替療法の選択肢のひとつです。ただし、ドナーが必要であり、腎移植後も規則正しく健康的なライフスタイルを心がける必要があります。また、拒絶反応に対する免疫抑制薬を一生服用する必要もあり、服薬管理や副作用出現に対する早期対応が重要です。

就業上の問題点

CKD患者においては、そのステージおよび原疾患によって就業上の問題点はさまざまです。しかし、治療方針に応じた配慮を行うことで、就業可能であることがほとんどであり、かかりつけ医と連携を図りながら調整するとよいでしょう。

1 重症度による問題点

CKDステージが軽度（G3以下）の場合、CKDによる自覚症状を伴うことはほとんどなく、高血圧や糖尿病などの合併症のコントロールがなされているならば通常業務は可能です。しかし、CKDステージが進行した場合（G4以上）には、易疲労感や倦怠感などを自覚するようになります。さらにESKD（G5）となれば、食欲低下や呼吸不全、致死的不整脈など、生命の維持に関わるような症状が出現し、就労は困難で入院加療が必要となります。したがって、各々の状態に応じた就業配慮が必要となってきます。一方、腎代替療法が開始となれば尿毒症症状は軽快するため、就業配慮は必要ですが就業可能です。

2 原疾患の治療による問題点

表3 （p125）に示した通り、CKDの原疾患は数多くあります。特別な治療を要する疾患として、IgA腎症に代表される一次性の糸球体疾患では、ステロイドや免疫抑制薬を用いて治療を行います。また、遺伝性疾患である多発性嚢胞腎ではトルバプタンという利尿薬を使用します。それぞれの副作用を 表5 （p132）に示します。ステロイドや免疫抑制薬による感染や、トルバプタンによる脱水や体重減少などの副作用は、就業配慮により予防することができます。

3　就労による病状悪化のリスク

　進行したCKDでは、過重労働による身体的負担、精神的負担により病状が悪化することがあります。また、糖尿病や高血圧を原疾患とするCKDにおいては、ライフスタイルが不規則となることで病状を悪化させることがあります。

職場に求められる配慮

　前述の通り、CKDはそのステージや原疾患によって問題点は多種多様であり、以下の点に配慮しながら個々に応じた就業配慮を検討する必要があります。そのためには、産業保健面談にて病状、治療内容を詳細に把握し、場合によっては主治医との連携も図りながら、就労者にとって適切な就業環境を整えることが重要です。

　ただし、先にも述べた通り、CKDでも通常業務が可能な方もたくさんいますので、過度に制限する必要はありません。就労者（患者）の就労意欲（治療意欲）を損なうことのないよう、仕事と治療を両立する環境を整えることが目標です。また、職場を混乱させることのないよう、個人情報に配慮しつつ、周囲への情報提供も重要となります。

1　過重労働・長時間労働の配慮

　CKDの各ステージを通して、過労を避ける就業配慮を行います。とくにステージが進行したCKDの場合には、身体的負荷により病状が増悪する可能性があり、注意が必要です。

2　交替制勤務・深夜勤務の配慮

　糖尿病や高血圧など、生活習慣が不規則となることで増悪する疾患を持つCKDの患者においては、交替制勤務や深夜勤務によって病状が悪化することが知られています。また、CKDのエンドポイントのひとつでもある心血管疾患のリスク要因であることもわかっています。したがって、個々の病状に応じた労働体制や労働時間の配慮が必要です。

3　治療内容に応じた業務内容および環境配慮

　ステロイドや免疫抑制薬を使用している場合は易感染状態にあり、清潔に配慮した職場環境を整える必要があります。感染予防には、マスク装着やこまめに手洗いができる環境が大切です。トルバプタンを使用している場合は、多尿のため脱水を起こしやすくなります。頻回な飲水により脱水は予防できますので、身近に飲料水

Part 2
4
慢性腎臓病

を持ち込める環境を整えるとよいでしょう。頻回に尿意も催しますので、離席しやすい環境（職場への周知）も大切でしょう。

血液透析を行っている就労者に対しては、定期的な通院時間の確保が必要です。非透析日でも体調不良を訴える場合があり、個々の状況に応じて就業制限を検討します。腹膜透析を行っている就労者に対しては、透析液交換の時間やそれを行う場所の確保が必要です。

４ 定期受診の確保および病状悪化時の対応

定期通院は病状管理のため、どの CKD ステージの患者にも必要です。とくに血液透析の場合は頻回（週3回～）の通院を要します。就労世代では夜間透析を利用している場合が多く、その際は早退などの時間配慮が必要となります。腹膜透析を行っている場合は、病状が安定していれば月1～2回の通院の定期受診でかまいません。いずれの場合も、突然病状が悪化する可能性が常にあります。医療機関への連絡や救急処置など、迅速に対応できる体制を整えておくとよいでしょう。

保健指導のポイント

CKD は冒頭にも述べた通り、早期発見および早期治療介入により進行を抑制することができる疾患です。また、がんとは異なり、根治ではなく共存していく疾患であり、治療は増悪させない、コントロールすることを目的とします。CKD に対する保健指導は、予防のための啓蒙活動から健康診断でのスクリーニング、管理目標値に到達するための保健指導、と幅広く活躍が期待されます。

CKD は、約8人に1人という割合で存在する身近な疾患です。病状の多様性は存在しますが、それぞれの治療方針に応じた両立支援を行うことで、就労者にとっても、その周囲にとっても働きやすい環境作りが可能であると考えます。

（中野 陽子）

引用参考文献

1. 日本腎臓学会編. エビデンスに基づく CKD 診療ガイドライン 2018. 東京, 東京医学社, 2018, 3, 24.
   https://cdn.jsn.or.jp/data/CKD2018.pdf
2. 日本腎臓学会編. CKD 診療ガイド 2012. 東京, 東京医学社, 2012, 3, 11, 30.
   https://www.jsn.or.jp/guideline/pdf/CKDguide2012.pdf
3. Daugirdas, JT 編. CKD ブック：慢性腎臓病管理の手引き. 南学正臣翻訳. 東京, メディカル・サイエンス・インターナショナル, 2013, 640p.
4. 厚生労働科学研究費補助金難治性疾患等政策研究事業（難治性疾患政策研究事業）. エビデンスに基づくネフローゼ症候群診療ガイドライン 2017.
5. 日本腎臓学会ほか. 腎不全：治療選択とその実際. 2019 年版. 48p.
   https://cdn.jsn.or.jp/jsn_new/iryou/kaiin/free/primers/pdf/2019allpage.pdf

Memo

5 炎症性腸疾患

炎症性腸疾患はこんな疾患

炎症性腸疾患は消化管に慢性の炎症を来す原因不明の疾患で、一般的にクローン病と潰瘍性大腸炎のことをいいます。遺伝的素因を背景に、食事や衛生環境変化などの環境要因と腸内細菌、免疫異常が関与し発症すると考えられています。根本的な治療法が確立しておらず、わが国では難病に指定されています。

発症年齢のピークは、クローン病が10代後半〜20代で、男女比は2：1と男性に多く、潰瘍性大腸炎が20代で、男女比は1：1と差がありません。ただし、潰瘍性大腸炎は30〜50代以降のより幅広い年齢層で発症します（図1）[1]。わが国の患者数は増加傾向にあり、2013年度のデータではクローン病は4万人弱、潰瘍性大腸炎は17万人弱で、現在さらに増加していると考えられています。潰瘍性大腸炎はわが国の指定難病の中では最も患者数が多い疾患です。

クローン病と潰瘍性大腸炎は似たような疾患ではありますが、病因や発症部位などはそれぞれ異なります。

1 クローン病

口腔内から大腸まで、消化管のどの部位にも炎症が起こりうる疾患であり、腸管

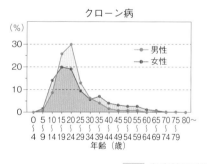 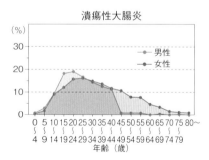

図1 炎症性腸疾患の推定発症年齢

（文献1より引用）

の浮腫や潰瘍、線維化を来します。とくに小腸と大腸に炎症が起こり、小腸のみに病変がある小腸型、大腸のみの大腸型、いずれにも病変がある小腸大腸型に分類されます。腸管病変の特徴として、多発性、非連続性に病変が発生します。慢性的な炎症により腸管が徐々に狭窄して通過障害を来したり、腸管と腸管、または腸管と皮膚に瘻孔を形成したりすることがあり、腸閉塞を繰り返したり、瘻孔がなかなか塞がらない場合には手術が必要となります。従来は5年で約30％の患者が外科手術を必要としていましたが、たいへん厄介なことに、手術を行っても吻合部やほかの部位に病変が残存または再発するため、数年後にまた手術を受けなければならなくなることも少なくありません[2]。

　主症状としては腹痛、下痢、体重減少が多く、時に下血を来します。食事摂取量の不足、消化・吸収障害、出血・蛋白漏出による栄養障害のため、倦怠感、貧血も出現します。また、クローン病の特徴として肛門病変（痔瘻、肛門周囲膿瘍）を合併することがあります。通常の痔疾患に比べて難治性かつ重症であることが多く、痔疾患をきっかけに診断されることもあります。

2 潰瘍性大腸炎

　クローン病とは異なり、主に大腸のみに慢性炎症を来す疾患で、大腸粘膜にびらんや潰瘍を形成します。炎症は直腸から連続性に口側へ広がっていくのが特徴で、直腸のみに炎症が存在する直腸炎型、脾弯曲部から肛門側に限局する左側大腸炎型、脾弯曲部より口側まで広がる全大腸炎型、頻度は少ないですが右側あるいは区域性大腸炎型に分類されます。直腸に炎症があれば粘血便、直腸粘膜の刺激のためテネスムス（しぶり腹）の症状があり、さらにS状結腸から口側に炎症が及んでくると腹痛、頻回の下痢・血便が出現し、クローン病と同様に栄養障害を来します。

炎症性腸疾患の特徴

　炎症性腸疾患はその名の通り主に腸管の病気ですが、病態としては免疫異常が関与している全身疾患です。よって、腸管以外の部位にも症状が出現することがあります（腸管外合併症）。口腔内アフタ、関節炎、眼病変（ぶどう膜炎・虹彩炎）、胆管炎、皮膚症状（壊疽性膿皮症・結節性紅斑）などがあり、腸管病変の活動性とリンクすることが多いのですが、そうでない場合もあります。

　また、炎症性腸疾患は生命予後においては健常人に比較しても悪くない疾患です

Part 2
5
炎症性腸疾患

が、長期にわたって慢性炎症が持続すると発癌リスクがあります。クローン病では小腸癌・大腸癌・痔瘻癌の、潰瘍性大腸炎では大腸癌のリスクが出現します。とくに潰瘍性大腸炎において、炎症のコントロールが不良な患者では発症8～10年で大腸癌リスクが出現します。しっかりとした疾患コントロールと大腸癌スクリーニング検査が必要です。

どの検査値に異常が現れるか

クローン病、潰瘍性大腸炎ともに臨床症状と特徴的な内視鏡所見、生検組織像で診断します。臨床症状のポイントとしてはまず「慢性の経過をたどっている」ということです。

1 内視鏡検査・画像検査

潰瘍性大腸炎は基本的に大腸のみの炎症ですので、大腸内視鏡検査でほぼ診断されます。クローン病が疑われた場合は、大腸内視鏡検査に加えて小腸検査、上部消化管内視鏡検査も行います。小腸は口からも肛門からも離れて位置するため、やや検査しにくい場所となります。

従来は小腸造影検査が主流でしたが、近年ではバルーン内視鏡やカプセル内視鏡も普及してきて、より詳細に観察できるようになってきました。MRI（核磁気共鳴画像法）を応用したMR-enterographyはポリエチレングリコール（モビプレップ®、ニフレック®）などを服用して小腸内を拡張させ、撮影することで比較的低侵襲に縦走潰瘍を描出することができるだけでなく、信号強度によって炎症の程度を把握することもできる検査で、欧米で積極的に行われており、わが国でも普及してきています。腸管粘膜の生検組織検査では非乾酪性肉芽腫が検出されます。ただし、肉芽腫の検出率は決して高いものではありません。

鑑別疾患として、細菌性腸炎や腸結核、虚血性腸炎、腸管ベーチェットなど、他の腸管を侵す疾患を除外する必要があります。典型的な画像所見を呈していれば比較的診断に迷いませんが、中には非典型的な経過や画像所見を呈するために確定診断が得られず、経過観察をしていくうちに数カ月～数年で徐々に典型像に変化していくこともあります。

2 血液検査

　血液検査で炎症性腸疾患を診断するための特異的なマーカーはありません。起こりうる血液検査の異常としては、低蛋白、低アルブミン血症、貧血、炎症反応の上昇などが挙げられます。

1 総蛋白（total protein）、血清アルブミン（albumin）

　総蛋白（正常値 6.3〜8.0g/dL）、アルブミン（正常値 3.9〜4.9g/dL）が低栄養状態および蛋白漏出を反映して低下します。若年の健常人ではこれらの値に異常を来すことは少ないので、慢性的な腹部症状に加えてこれらの低下があれば炎症性腸疾患が疑われます。

2 赤血球数（RBC）、血色素量（ヘモグロビン：Hb）、ヘマトクリット（Ht）

　正常値を 表1 に示します。潰瘍性大腸炎では主に慢性的な消化管からの出血によるものが多く、クローン病では出血に加えて吸収不良の病態が関与します。潰瘍性大腸炎では出血性鉄欠乏による小球性低色素性貧血を来すことが多く、クローン病であればさらにビタミン B_{12} の吸収障害のため大球性正色素性貧血、あるいはこれらの混在によって正球性正色素性貧血となる場合もあります。

3 血清 C 反応性蛋白（CRP）

　正常値は 0.3mg/dL 以下です（施設による違いあり）。CRP の上昇は炎症反応を反映するので、疾患の活動性や重症度の判定に有用です。しかし、細菌やウイルスなどの感染症、膠原病、外傷などでも上昇するため特異的ではありません。また、炎症性腸疾患による CRP の上昇は個人差が大きく、たとえば潰瘍性大腸炎であってもほとんど上昇しない患者さんもいます。

炎症性腸疾患の治療

　炎症性腸疾患は根本的な治療法が確立しておらず、現在のところ治癒させることができません。このため、疾患の活動性が高い「活動期」から活動性の低い「寛解

表1　赤血球数、ヘモグロビン、ヘマトクリットの正常値

	赤血球数	ヘモグロビン	ヘマトクリット
正常値（男性）	427〜570 × $10^4/\mu$L	13.5〜17.6g/dL	39.8〜51.8%
正常値（女性）	376〜500 × $10^4/\mu$L	11.3〜15.2g/dL	33.4〜44.9%

期」に持ち込む「寛解導入療法」と、その後可能な限り寛解期を維持する「維持療法」とを行い、できるだけ日常生活、社会生活を正常に送ることができるように疾患をコントロールすることが治療目標となります。

近年、慢性疾患において「Treat to Target」という概念が普及してきています。現在の症状をコントロールするということのみではなく、さらに長期的な予後を見据えてその長期予後を改善する因子を同定し、それを短期的な治療目標とするという考え方です。クローン病においては外科手術をできるだけ回避するため、潰瘍性大腸炎においては再燃リスクを低下させるために、内視鏡的に炎症がない状態である「粘膜治癒」が重要であることがわかってきており、症状を抑えるだけでなく、粘膜治癒を目指すようになってきています。

1 クローン病の治療

治療法には薬物療法、栄養療法などの内科的治療と外科的治療があり、単独あるいは組み合わせて治療を行っていきます。

1 軽症〜中等症

薬物療法としては、まず5-ASA製剤メサラジン（ペンタサ®）が用いられますが、この薬剤のみでの寛解導入は困難であり、ブデゾニド（ゼンタコート®）を併用することが多いです。ブデゾニドは病変局所で効果を発揮し、吸収後速やかに肝臓で不活化することにより全身性の副作用が軽減されるステロイドで、病変の主座が回腸から上行結腸にある場合に選択されます。副作用が少ないとはいえ、長期に使用すると副腎機能が抑制されるため、開始8週程度で効果および継続の必要性を判断し、漸減中止を検討します。

栄養療法も有用です。クローン病では食餌抗原に対する過剰な腸管免疫応答が腸管の炎症をもたらすことから、食事からとるカロリーを成分栄養剤（大部分がアミノ酸であるエレンタール®が望ましい）で補って摂取する方法です。900kcal以上摂取することで効果があるとされており、有用な治療法ですが、患者さんの受容性、忍容性には問題があります。

2 中等症〜重症

副腎皮質ステロイド（プレドニゾロン40mg/日程度、重症では40〜60mg/日）を経口投与します。プレドニゾロンは強力な抗炎症作用を有しますが、高血糖、消化性潰瘍、骨粗鬆症、易感染性を来すことがあるので、血液検査でのチェックや予

防のための投薬、マスクの励行を行います。また、副作用として満月様顔貌を来すことがあり、患者さんのストレスになりえます。その他、稀ではありますが精神変調が出現することがあるので、うつ傾向にも注意が必要です。

　このように長期投与に伴う副作用が問題となるため、寛解導入目的で投与後は漸減中止します。ステロイドのほか、嫌気性菌に効果があるメトロニダゾール（フラジール®）や、抗菌作用のみならず抗炎症作用や免疫抑制作用を有するとされるシプロフロキサシン（シプロキサン®）といった抗菌薬も試みられます。

　ステロイドの漸減・離脱が困難な場合には、免疫抑制薬であるアザチオプリン（イムラン®・アザニン®）の投与を行います。効果発現は2〜3カ月とゆっくりですが、寛解維持に有用です。ただし、嘔気などの消化器症状が出現して継続困難な場合があり、膵炎、肝障害、骨髄抑制、脱毛などにも注意が必要です。近年、重篤な骨髄抑制、全身性脱毛を来す原因として、チオプリンの代謝に関わる NUDT15 遺伝子が同定され、2019 年 2 月に NUDT 遺伝子多型検査が保険適用となりました。日本人では約 100 人に 1 人、酵素活性が著しく低下するシステインホモが存在し、前もって本剤の投与を避けることができるようになりました。

　ステロイドや栄養療法などでの寛解導入療法が無効な場合は生物学的製剤の投与を行います。TNF α 阻害薬であるインフリキシマブ（レミケード®）、アダリムマブ（ヒュミラ®）、完全ヒト型抗 IL-12/23 モノクローナル抗体製剤であるウステキヌマブ（ステラーラ®）、ヒト化抗ヒト α 4 β 7 インテグリンモノクローナル抗体製剤であるベドリズマブ（エンタイビオ®）が現在わが国で使用できます。とくに、2002 年に TNF α 阻害薬が使用できるようになってから、クローン病患者の QOL は飛躍的に向上したといっても過言ではありません。インフリキシマブは維持期には 8 週間おきの点滴投与、アダリムマブは 2 週間おきの皮下注射製剤で自宅での自己注射が可能ですので、それぞれ患者さんの病状やライフスタイルも考慮して薬剤選択を行います。

　炎症性腸疾患に使用する薬剤は免疫を抑制するものが多く、結核や B 型肝炎などの感染症をあらかじめチェックしておく必要があります。B 型慢性肝炎患者はもちろん、B 型肝炎の感染既往者もこれらの薬剤によってウイルスが再活性化し、生命にかかわる肝炎（de novo 肝炎）を起こす恐れがあります。B 型肝炎感染既往は本人が気づいていないことが多く、HBs 抗体、HBc 抗体のチェックが必須です。

薬剤でのコントロールが不良で下痢、腹痛などの症状が強い場合や瘻孔を形成した場合、狭窄のため腸閉塞になった場合などは入院のうえ絶食とし、中心静脈栄養や経腸栄養療法を行って腸管安静に努めます。

3 手術療法

腸管穿孔、大量出血、腹腔内膿瘍を形成した場合は腸管切除を要します。また、腸管狭窄で腸閉塞を繰り返す場合には内視鏡的にバルーン拡張術を行いますが、改善しない場合はやはり腸管切除や狭窄形成術を行います。クローン病は非連続性、多発性に病変が出現するため、腸管切除を繰り返すことによって短腸症候群を来す恐れがあるため、できるだけ切除を小範囲に限ることが大切です。痔瘻・肛門周囲膿瘍に対しても内科的治療で改善しない場合はドレナージ術を行います。

2 潰瘍性大腸炎

1 直腸炎型

5-ASA 製剤メサラジン（ペンタサ®、アサコール®、リアルダ®）とサラゾスルファピリジン（サラゾピリン®）の経口剤または坐剤（ペンタサ®坐剤、サラゾピリンR坐剤）あるいは注腸剤（ペンタサ®注腸）による治療を行います。改善が見られない場合は、副腎皮質ステロイドの局所製剤（リンデロン®坐剤、ステロイド注腸、ブデゾニド注腸フォーム剤）を投与し、漸減中止して 5-ASA 製剤による寛解維持療法に移行します。

2 左側大腸炎型・全大腸炎型

軽症であればまず 5-ASA 製剤の経口投与または経肛門的投与との併用を行います。5-ASA 製剤はクローン病に比較して潰瘍性大腸炎での有効性が高く、重要なキードラッグです。基本的に腸管粘膜局所で効果を発揮するため副作用は少ないのですが、アレルギー、膵炎などが出現することがあります。

中等症～重症ではステロイド（中等症プレドニゾロン 30～40mg、重症 1～1.5mg/kg）の投与を行い、寛解導入後は漸減し中止を目指します。ステロイドが無効である場合（ステロイド抵抗例）や、ステロイドを減量すると再燃する場合（ステロイド依存例）は免疫抑制薬であるタクロリムス水和物（プログラフ®）やTNFα阻害薬（レミケード®点滴静注、ヒュミラ®皮下注、シンポニー®皮下注）、ヒト化抗ヒトα4β7インテグリンモノクローナル抗体製剤（エンタイビオ®点滴静注）などの生物学的製剤、JAK 阻害薬であるトファシチニブクエン酸塩（ゼル

ヤンツ®経口投与）、血球成分除去療法などが選択できます。

　この 10 年間で、わが国での炎症性腸疾患に対する治療薬の進歩は目覚ましく、上述のように多くの薬剤が使えるようになってきていますが、どの薬剤が各々の患者さん、病態に適しているのかを判断するバイオマーカーは未だ確立していません。また、どの薬剤を使用しても治療抵抗性である患者さんが存在するのも事実です。

　大腸穿孔、大量出血、中毒性巨大結腸症、内科治療抵抗例では外科治療を行います。基本的には大腸全摘術を行い、回腸で便を溜める回腸嚢を作成し肛門あるいは肛門管とつなぐという手術になり、2 期あるいは 3 期に分けて手術を行うことが多いです。このため、通常は一時的回腸人工肛門となります。大腸全摘を行えば潰瘍性大腸炎としては治癒しますが、回腸嚢炎で血便が持続したり、関節炎などの腸管外症状が再燃することがあります。そうでなくても消化管での水分吸収が不十分となりますので、頻回の下痢症状（1 日 5〜10 回程度）が持続します。

就業上の問題点

　炎症性腸疾患は 10〜20 代で発症しますので、就職に不安を抱えている患者さんも多いです。就職に不利になると考えて病気であることを隠したがることもあります。症状としては腹痛や倦怠感があり、どうしてもトイレに行く回数が増えることが多くなりますし、下痢であれば便意を感じてから余裕がなくトイレに駆け込まなければならないことがあります。また、もちろん通院は必要ですが、急性増悪によって急に入院しなければならないこともあります。

職場に求められる配慮

1 通院の必要性に対する理解

　炎症性腸疾患は一生付き合っていく疾患であり、病状のコントロールのために定期的な通院が必要です。活動期であれば 1〜2 週に 1 回、寛解期でも 1〜2 カ月に 1 回の通院が必要であり、ときには入院して集中的に治療が必要になります。若い人では仕事を休むことを言い出しにくい、あるいは休みたくないという心理も働きがちですが、治療を中断すれば再燃リスクが高まるため、職場の理解が必要です。

2 症状に対する理解

　頻回にトイレに行かなければならないことがあるので、トイレに行きやすい環境

Part 2
5
炎症性腸疾患

と、仕事内容への配慮が望まれます。また、急な腹痛や体調不良も出現することがあり、その際に本人が申し出やすい環境が望まれます。食事に関しては、栄養療法が必要な場合は栄養剤をと取りやすい場所、時間の設定を行います。寛解期には厳しい食事制限は必要ありませんが、コントロールがあまりよくない時期はアルコールや食事を無理に勧めないことが望まれます。

肛門病変のあるクローン病では、椅子に腰かけることで痛み、違和感を伴うことがあります。円座の使用に対する理解はもちろんですが、羞恥心を感じている方もいますので、どのように職場へ理解、説明を行うかも含めて、本人と話し合うことが必要です。また、体調が不良なときは休むこと、サポートすることを伝え、風通しのよい職場環境が望まれます。

3 難病に対する思い込み

炎症性腸疾患は指定難病であり、治療抵抗性で就労が困難な場合もあります。しかし、疾患コントロールが良好であれば、社会生活もほぼ問題なく行えます。体調に応じて仕事内容や配置、就労時間などを本人と、ときには主治医とも話し合うことが大切です。

ご本人が、病気であることが就職や昇進に不利になると思い、疾患そのものを隠したがる傾向や、職場に出す診断書の症状を軽めに書いてほしいと言われることがあります。ごく最近のことですが、私の診ている 20 代のクローン病の患者さんで、外回りの営業職に就こうとしている方がいました。2〜3 年に 1 回程度腸閉塞で入院することがあるものの、5 年以上寛解状態を維持しており、就労にはほとんど問題ない状況でしたが、希望する勤め先の産業医は「クローン病で働けるわけがない」という考えだったようです。私から産業医に連絡をとり、説明することも提案しましたが、ご本人は早々にその会社への就職をあきらめてしまいました。治療は 10 年前に比較して飛躍的に進歩していますので、若い患者さんの可能性をつぶしてしまわないよう、主治医と産業医、産業保健スタッフの情報共有が大切だと考えます。

保健指導のポイント

炎症性腸疾患では、活動期はもちろん、寛解期においても再燃リスクをできるだけ避けるために疲労をためず、規則正しい生活を送ることが大切です。深夜に及ぶ残業は避けることが望ましく、就職して親元を離れ生活が乱れがちになることもあ

りますので注意を要します。ウイルス感染や細菌性腸炎を契機に病状が悪化することもありますので、とくに免疫抑制を行っている患者さんでは手洗い、うがいなど感染予防が大切です。インフルエンザの予防接種も勧めたほうがよいでしょう。

　クローン病は喫煙が増悪因子になりますので、本人が禁煙を継続しやすい環境作りや、副流煙を受けないような配慮が必要です。食事に関しては、寛解期には厳しい制限は必要ありませんが、ある程度は動物性脂肪を控えること、規則的な食生活を送ることが必要です。寛解期の適度な運動は骨塩量の保持や精神の安定にもつながりますので、積極的に行うとよいでしょう。

　炎症性腸疾患患者では、疾患そのものに対する不安や、就業・結婚などに対する不安から、約30％にうつを合併するという報告があります[3]。本人に寄り添って傾聴しサポートすることや、ときにはカウンセラーによる面談、心療内科への受診が必要となることもあります。

　炎症性腸疾患に関する情報は、公益財団法人難病医学研究財団が運営する難病情報センターのホームページにわかりやすく掲載されています。患者会に関する情報も掲載されていますので、ぜひ参照してください。働き盛りの年齢層も多い疾患ですので、職場で判断に迷う場合は積極的に主治医と連携することが望ましいと思われます。

（渡邊 龍之）

Part 2
5
炎症性腸疾患

引用参考文献
1.　公益財団法人難病医学研究財団. 難病情報センター.
　　https://www.nanbyou.or.jp/
2.　辰巳健志ほか. IBD 外科手術の疫学的変遷. IBD Research. 12（4）, 2018, 237-42.
3.　阿部哲也ほか. 消化器内科と「うつ」. 臨床精神医学. 35（7）, 2006, 951-6.
4.　厚生労働科学研究費補助金 難治性疾患など政策研究事業「難治性炎症性腸管障害に関する調査研究」（鈴木班）.
　　潰瘍性大腸炎・クローン病 診断基準・治療指針. 平成 30 年度分担研究報告書. 2019.
　　http://www.ibdjapan.org/pdf/doc01.pdf
5.　日比紀文編. 炎症性腸疾患. 東京, 医学書院, 2010, 312p.
6.　浅海洋. 消化器領域の難病患者の就労支援：特に潰瘍性大腸炎，クローン病に関して. 労働の科学. 70（11）,
　　2015, 680-4.

ウイルス性肝炎

ウイルス性肝炎はこんな疾患

ウイルス性肝炎とは、A、B、C、D、E 型の 5 種類の肝炎ウイルス感染によって引き起こされる肝炎のことです。病態として、急性肝炎と慢性肝炎が存在します。

1 急性肝炎

急性肝炎は肝炎ウイルスの初感染により引き起こされます。A、E 型肝炎の感染経路は主に経口感染です。A 型はウイルスに汚染された水や食物（生の魚介類など）を介して感染します。E 型はウイルスに汚染された豚肉、猪肉などを加熱が不十分な状態で摂取することで感染します。B、C、D 型肝炎は血液、体液を介して感染が成立します。発熱、咽頭痛、頭痛などの感冒症状が前駆症状として出現し、その後、黄疸、褐色尿、食欲不振、嘔気・嘔吐、全身倦怠感、腹痛、関節痛、発疹などが出現します。

急性肝炎は、原因ウイルスにより経過と重症度が異なります。A、E 型肝炎は一過性の経過で治癒し、その後慢性化することはありません。B 型肝炎は、出産時ないし乳幼児期に感染すると、多くが持続感染となりますが、成人では免疫応答が確立されているため、一部の遺伝子型以外では慢性化することは稀です。C 型肝炎は、感染した年齢に関係なく、高率に慢性化します。急性肝炎の一部は劇症肝炎となり肝移植を必要とする場合があります。死に至る可能性もあるので注意が必要です。

2 慢性肝炎

慢性肝炎とは、肝炎ウイルスによる肝臓の炎症が 6 カ月以上持続している病態を指します。わが国の慢性肝炎の原因は 70％強が C 型肝炎ウイルス、20％弱が B 型肝炎ウイルスだと言われています。

B 型肝炎ウイルスが出産時に母親から経産道感染した場合、もしくは乳幼児期に血液や体液を介して感染した場合、多くは持続感染に移行します。生後数年〜十数年間は肝炎の発症はなく、感染した B 型肝炎ウイルスは患者の体内に留まります。

この状態を無症候性キャリアといいます。一般に、10歳代後半から20歳代を過ぎると免疫力が発達し、体内のB型肝炎ウイルスを異物であると認識できるようになります。リンパ球は体外へウイルスを排除しようと攻撃を始めますが、このときにウイルスに感染した肝細胞も一緒に壊してしまうため、肝炎が引き起こされます。

　約90%の症例で、HBe抗原の陰性化、HBe抗体の陽性化（セロコンバージョン）が起こり、ウイルス量の低下と肝障害の改善とを認めます。こうした状態を非活動性キャリアと呼び、このような経過をたどると予後は良好で、治療を必要としないことがほとんどです。以前は「抗体ができたので、もう心配ない」と説明されることもありましたが、低頻度ではありますが、肝細胞癌が発生することがあります。非活動性キャリアでも、腹部超音波検査などの定期的な画像検査が必要です。非活動性キャリア以外の約10%は慢性炎症が持続し、その中から肝硬変や肝細胞癌になる人が出てきますので、必要に応じて抗ウイルス治療などを検討していくことになります。

　C型肝炎ウイルスによる急性肝炎は比較的少なく、多くは感染しても自覚症状がないまま持続感染となり、約70%が慢性肝炎に移行します。そのうち30〜40%が約20年の経過で肝硬変へ進行すると言われています。

３ 肝硬変

　肝硬変はあらゆる慢性肝疾患の終末像だと言われています。肝炎ウイルスにより炎症が生じた肝臓は、修復する際に線維化を伴います。その線維は肝臓全体に網の目のように隔壁を作り、徐々に硬く小さくなっていきます。一般的には非可逆的で、最終的には肝不全に至ります。

　ある程度機能が保たれている状態を代償性肝硬変と呼び、自覚症状はほとんどありません。その後、線維化が進行すると、さまざまな症状が出現する非代償性肝硬変となります。症状は、全身倦怠感、食欲不振、腹部膨満感（腹水貯留）、浮腫、黄疸、くも状血管腫、手掌紅斑などが代表的です。加えて、肝性脳症、特発性細菌性腹膜炎、消化管出血なども出現します。さらに、肝硬変の人では、年率約7%の頻度で肝細胞癌を発症すると言われています。

４ 肝細胞癌

　肝硬変や慢性肝炎の患者さんに出現します。がんそのものの症状は進行しないと出現しないため、早期発見のためには定期的に画像検査を行うことが不可欠です。

進行し、門脈へ浸潤すると、腹水の増加や肝不全へ進行したり、また大きくなると腫瘍が破裂して、腹腔内出血や腹痛を伴う場合もあります。

どの検査値に異常が現れるか[1]

1 急性肝炎

1 血液検査

急性肝炎では、肝細胞が広い範囲で破壊されます。それを反映して、肝細胞内の酵素である AST（GOT、基準値は 10〜40 U/L）や ALT（GPT、基準値は 5〜40U/L）の著明な上昇（数百〜数千 U/L 程度）や、黄疸の指標となる総ビリルビン値（T-Bil、基準値は 0.3〜1.2mg/dL）の上昇を認めます。

2 原因ウイルスの診断

病歴、生活歴などから感染の可能性のあるウイルスを推測し、各ウイルスに特異的な血液検査を行います（表1）[1]。

3 重症度の診断

血液検査では肝酵素（AST、ALT）と総ビリルビン値の上昇をチェックすることに加え、肝臓の機能がどれくらい保たれているか（肝予備能）を評価することがたいへん重要です。プロトロンビン活性（基準値は 80〜130％）などの血液凝固因子の低下や肝性脳症の出現を指標として重症度診断を行います。

急性肝炎が劇症化すると著しく肝予備能が低下し、肝臓の解毒機能が低下します。そのため、各種の中毒物質が肝臓で代謝・排泄されず、体内に貯留するために脳機能障害が引き起こされる病態が肝性脳症です。アステリクシス（羽ばたき振戦）といわれる特徴的な手の震えや昼夜逆転、せん妄、傾眠傾向、昏睡などの症状を呈します。劇症肝炎は一般的に予後不良で、肝移植が必要となる場合もあります。重症化の診断を確実に行い、適切な治療につなげることが重要です。

2 慢性肝炎

1 血液検査

肝細胞障害を反映して AST や ALT の軽度上昇（数 10〜数千 U/L 程度）を認めます。慢性肝炎では ALT 優位ですが、肝硬変へと進行するに伴い AST 優位の傾向が見られます。

表1 急性肝炎　原因ウイルスの診断

A 型	IgM-HA 抗体陽性
B 型	IgM-HBc 抗体陽性、HBs 抗体陽性、HBV-DNA 陽性
C 型	HCV-RAN 陽性、HCV 抗体陽性
E 型	IgA 型 HEV 抗体陽性、HEV-RNA 陽性
nonABC 型	IgM-HA 抗体陰性、IgM-HBc 抗体陰性、HCV-RNA 陰性 IgA 型 HEV 抗体陰性、IgA 核抗体陰性 既知のウイルス感染症の否定

（文献1より作成）

表2 慢性肝炎　原因ウイルスの診断

B 型	HBs 抗体陽性、HBc 抗体高力価陽性、HBV-DNA 陽性
C 型	HCV-RNA 陽性、HCV 抗体陽性

（文献1より作成）

2 原因ウイルスの診断

　B 型・C 型肝炎の抗原、抗体、ウイルス量の測定を行います（表2）[1]。

3 腹部超音波検査

　超音波を利用した検査で、安全かつ簡便に肝臓の状態を把握することができます。慢性肝炎では、肝臓の大きさは正常〜やや腫大、肝辺縁の鈍化、肝実質の軽度粗〜不均一といった所見を認めます。

3 肝硬変

1 血液検査

　肝細胞障害を反映し、AST 優位の肝酵素上昇を認めます。脾臓の機能亢進により、汎血球減少（とくに血小板＜ 10 万 / μ L）や、肝内胆汁うっ滞により総ビリルビン、γ -GTP（基準値は男性 70U/L 以下、女性 30U/L 以下）、ALP（基準値は 115〜359U/L）の上昇を認めます。また、肝臓での合成能低下を反映し、凝固因子のプロトロンビン活性の低下や、アルブミン（基準値は 4.0〜5.0g/dL）、コリンエステラーゼ（基準値は男性 242〜495U/L、女性 200〜459U/L）の低下を認めます。高度の肝機能障害や、門脈－大循環シャントが存在すると、アンモニア（基準値は 30〜80 μ g/dL）の分解が困難になり、上昇します。Ⅳ型コラーゲン 7S やヒアルロン酸、M2BPGi などの線維化マーカーの上昇を認めることも肝硬変の特徴です。

表3 Child-Pugh 分類

	スコア		
	1	2	3
脳症	ない	軽度（Ⅰ、Ⅱ度）	ときどき昏睡（Ⅲ、Ⅳ度）
腹水	ない	少量（コントロール容易）	中等量（コントロール困難）
血清アルブミン値（g/dL）	3.5 超	2.8〜3.5	2.8 未満
プロトロンビン時間（%）	70 超	40〜70	40 未満
血清ビリルビン値（mg/dL）	2.0 未満	2.0〜3.0	3.0 超
PBC における血清ビリルビン（mg/dL）	4.0 未満	4.0〜10.0	10.0 超
判定		5〜6 点：Child A 7〜9 点：Child B 10〜15 点：Child C	

（文献 2 より引用）

2 Child-Pugh 分類、肝障害度

　肝硬変では血液検査と身体所見から肝予備能を評価することが重要です。Child-Pugh 分類（チャイルド – ピュー分類）は、食道・胃静脈瘤や肝癌に対する肝切除術の治療方針決定にも用いられます（**表3**）[2]。

3 腹部超音波検査

　肝硬変では、肝臓の炎症や線維化を反映して、左葉と尾状葉の腫大、右葉の萎縮、肝表面の凹凸不整、肝辺縁の鈍化、肝実質の粗造化などを認めます。脾腫や、異常血管（シャント）、また非代償期には腹水を認めることもあります。

4 肝硬度検査

　肝硬変では線維化の進展により肝細胞癌発症のリスクが上昇するため、線維化の把握が重要になります。従来は肝生検で評価を行っていましたが、出血や疼痛などの合併症が問題となるため、非侵襲的な超音波を用いた肝硬度測定などが用いられるようになってきました。

4 肝細胞癌

1 血液検査

　腫瘍マーカーの上昇を認めます。AFP（基準値は 10ng/mL）、AFP-L3 分画（基準値は 10%）、PIVKA-Ⅱ（基準値は 1mg/mL 未満［ラテックス法］、40.0mAU/

mL 未満〔EIA 法、ECLIA 法〕）などの種類があります。

　これらはがんの早期には上昇しなかったり、AFP や PIVKA-Ⅱは慢性肝炎や肝硬変でも上昇することがあるため、注意が必要です。なお、ワルファリンを内服中の方は PIVKA-Ⅱが高値となるため、腫瘍マーカーとしての判定には注意が必要です。

2 画像検査

　腹部超音波検査でスクリーニングを行い、CT や MRI により診断を行います。典型的な肝細胞癌は、腹部造影 CT、MRI において、動脈優位相で濃染し、門脈相〜平衡相で相対的低吸収／低信号を呈します。造影剤を用いた腹部超音波検査で評価を行うこともあります。

ウイルス性肝炎の治療

1 急性肝炎

　急性肝炎は、保存的治療が基本です。しかし、重症化、劇症化への移行が疑われた場合には、専門医療機関での治療が必要です。

1 安静

　黄疸を認める場合は入院、安静を原則とします。臥床安静により肝血流が増加するため、治癒を促し、重症化の予防を図ることが可能です。プロトロンビン活性の上昇、ビリルビン値の低下、自覚症状の改善が確認できれば、極期が過ぎたと判断し、安静度を軽減します。

2 栄養療法

　急性肝炎の極期に食欲がない場合はブドウ糖液の補液やビタミン剤の投与を行います。過剰な蛋白摂取は肝臓に負担を与えるため、1 日 0.5〜1.5g/kg/ 日の蛋白制限を行います。糖類を主体にカロリー補給し、1 日 1,200〜1,800kcal 前後とします。

3 薬物治療

　急性肝炎は薬物治療を必要としない場合がほとんどですが、重症化や慢性化が懸念される症例には、副腎皮質ステロイド薬の投与や抗ウイルス治療を行うことがあります。

2 B 型慢性肝炎

　B 型慢性肝炎の治療目標は、肝炎の活動性と肝線維化進展の抑制によって、慢性

肝不全の回避と肝細胞癌の発症抑止、およびそれによる生命予後ならびに QOL の改善だとされています。日本肝臓学会の B 型肝炎治療ガイドライン[3]における治療対象は、慢性肝炎では HBe 抗原の陽性・陰性にかかわらず、ALT 31 U/L 以上かつ HBV DNA2,000IU/mL（3.3LogIU/mL）以上、肝硬変では HBV DNA 陽性と定義されています。

　持続感染した B 型肝炎ウイルスは体内から完全に排除することができないという点が、現在、高率にウイルス排除が可能な C 型慢性肝炎治療との大きな違いです。B 型慢性肝炎治療は長期にわたることが多いため、患者さんにもこの点を理解してもらうことが大切です。B 型肝炎ウイルスに対する抗ウイルス治療は、インターフェロン（注射薬）と核酸アナログ製剤（内服薬）の大きく 2 つに分けられます。

1 インターフェロン（IFN）

　IFN の長所として、投与期間が限定的（24〜48 週間）、有効例では投与終了後も効果が持続する、耐性ウイルスを生じないという点が挙げられます。短所としては、注射薬である、ウイルスの型によって有効性が異なる、副作用が必発であるという点があります。

　副作用は、インフルエンザ様症状（発熱、頭痛、関節痛）や全身倦怠感、食欲低下、汎血球減少を認めます。重篤な副作用として、間質性肺炎、抑うつなどの精神神経症状などがあります。間質性肺炎は、稀に致死的な経過をたどる場合がありますので、強固な空咳、胸痛などが出現した場合はすぐに胸部 X 線写真を撮影し、確定診断がつけば IFN を中止します。抑うつ・自殺企図などの精神神経症状が出現する可能性については、事前に患者さんと家族に十分理解してもらう必要があります。また眼底出血、脱毛、蛋白尿などが出現することもあります。

2 核酸アナログ製剤

　核酸アナログ製剤の長所として内服薬なので外来で治療を行うことができる、副作用が少ないという点が挙げられます。短所は、原則的に長期投与で、投与中止が困難なことが多いという点があります。内服中はウイルスが抑えられますが、中止すると多くの症例でウイルス量が再上昇し、肝炎の再燃を認めるためです。患者さんの自己判断で内服を中止すると、肝炎の急性増悪を起こし、最悪の場合肝不全で死に至る可能性があるため、自己中止しないように指導を行うことが重要です。

３ C型慢性肝炎

　C型慢性肝炎の治療目標は、C型肝炎ウイルスを体内から排除し、肝細胞癌の発症や肝疾患関連死を抑制することです。以前はIFNを基本とした治療が行われていましたが、現在は内服薬である直接作用型抗ウイルス薬（DAA）のみでの治療が可能になり、日本肝臓学会のC型肝炎治療ガイドライン[4]における治療対象は、非代償性肝硬変を含むすべてのC型肝炎症例と定義されています。

　慢性肝炎・代償性肝硬変では1日1〜2回の内服で治療期間は8または12週間、非代償性肝硬変では1日1〜2回の内服で治療期間は12または24週間です（2020年2月現在。再治療例など一部例外があります）。ウイルスの型や肝炎の進行度、過去の治療歴などに応じて薬剤を選択します。ウイルスの排除率は95％以上と非常に治療効果に優れているうえに副作用は少なく、これまで合併症や高齢などの理由でIFNが使えなかった患者さんでも、短期間で安全に治療ができるようになりました。

　DAAによりC型肝炎ウイルスが体内から排除されたことが確認できると、C型肝炎は「治癒した」ということになります。しかし、これまでウイルスがいた期間にダメージを受けた肝臓が正常に戻ったわけではありません。線維化や肝細胞癌の早期発見のために、定期検査を継続して受けることが大切です。

　B型慢性肝炎、C型慢性肝炎に対する抗ウイルス治療の費用に関して、医療費助成制度が利用できます。詳しくは、お住まいの都道府県の担当窓口、肝疾患診療連携拠点病院、お近くの保健所にお問い合わせください。

４ 肝硬変

　原因となったウイルス性肝炎に対する抗ウイルス治療のほかに、非代償期には分岐鎖アミノ酸製剤を用いた栄養療法や合併症の治療を行います。肝硬変が進行し、内科的治療で改善が乏しい場合は、肝移植を検討する場合があります。

1 腹水

　安静、食塩制限（5〜7g/日）、水分制限、利尿薬の投与を行います。大量腹水のある場合はアルブミン製剤の投与や腹水穿刺排液、腹水濾過濃縮再静注法を行います。数日〜数週間の入院が必要となる場合もあります。難治例に対しては腹腔－静脈シャントや経静脈肝内門脈大循環シャント、肝移植を検討します。

Part 2
6
ウイルス性肝炎

2 肝性脳症

低蛋白食への変更や、誘因として便秘、消化管出血、感染症、脱水などがあれば治療を行います。合成二糖類、腸管非吸収性抗菌薬、分岐鎖アミノ酸製剤などの投与を行います。

3 特発性細菌性腹膜炎

腹水を伴った非代償性肝硬変の患者に好発する腹膜炎で、発熱、腹痛、腹膜刺激症状、腹水増加の症状を認めます。腹水穿刺検査による腹水中の好中球数の増加や細菌培養陽性の所見から診断し、抗菌薬による治療を行います。

4 食道・胃静脈瘤

上部消化管内視鏡によって診断され、破裂の可能性があるものは待機・予防的に、また出血した場合にも内視鏡的静脈瘤結紮術（EVL）や内視鏡的硬化療法（EIS）を行います。これらは入院が必要となり、期間は数週間が一般的です。

5 肝細胞癌

肝障害度、腫瘍数、腫瘍径を考慮し、治療法を選択します（図1）[5]。肝切除術は最も根治性が高い治療で、腫瘍の占拠部位や肝機能、肝予備能を考慮して切除範囲を決定します。穿刺局所焼灼療法にはラジオ波焼灼術や経皮的エタノール注入療法があります。疼痛や発熱などの合併症は軽度で、負担が少ない治療です。経カテーテル肝動脈化学塞栓療法は、腫瘍を栄養している肝動脈内に抗がん剤と塞栓物質とを注入する方法で、身体への負担は少なく、進行がんの治療にも用いられます。いずれも入院で行われ、期間は1～2週間が目安です。

化学療法としては、カテーテルまたは埋め込み型ポートを用いた動注化学療法と、分子標的治療薬を用いた経口化学療法があります。分子標的治療薬による治療は通院で行われますが、副作用として手足症候群などの皮膚症状、高血圧、嘔吐や下痢などの消化器症状などがあります。

肝細胞癌は多中心性に発生し、再発率が高いため、繰り返し治療が必要となる場合があります。1年間に複数回入院治療を受けている肝がん・重度肝硬変の方は、助成制度を利用できる場合がありますので、通院中の治療を受けている医療機関にお問い合わせください。

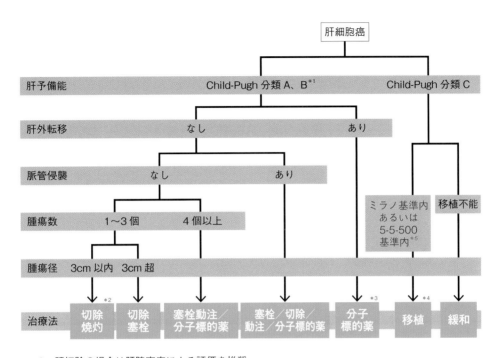

＊1：肝切除の場合は肝障害度による評価を推奨
＊2：腫瘍数個なら①切除、②焼灼
＊3：Child-Pugh 分類 A のみ
＊4：患者年齢は 65 歳以下
＊5：遠隔転移や脈管侵襲なし、腫瘍径 5 ㎝以内かつ腫瘍数 5 個以内かつ AFP500ng/mL 以下

図1 肝細胞癌治療アルゴリズム

（文献 5 より転載）

就業上の問題点

　慢性肝炎、肝硬変ともに、症状の有無に関わらず、定期的な通院が必要です。また、抗ウイルス治療を行っている患者さんは、治療を中断すると耐性ウイルスが出現したり急性増悪したりする可能性があるため、必ず継続しなければいけません。労働者から通院などへの配慮の申し出があれば、長期の出張や不規則な勤務を避けるなどの配慮を行ってください。また、IFN 治療では、さまざまな副作用が出現する可能性があるので、治療期間はとくに体調への配慮が必要です。

　C 型肝炎では、抗ウイルス治療でウイルスが消えても、幹細胞癌の発症がないか、定期的に血液検査・画像検査を受けることが重要です。仕事を理由に受診が途切れないように、通院に関する配慮を継続して行ってください。

肝硬変へ移行しても、医師から特別な指示がない限り、安静は必須ではありません。ただし、肝硬変が進行し、倦怠感や食欲不振が出現すると体力が低下し、従来通りの就業が困難となる可能性があります。労働者からの申し出があれば、負担の少ない勤務内容に変更するなどの配慮が必要です。また、進行した肝硬変では肝性脳症が出現します。転倒や意識レベルの低下が予測されるため、一人での作業や危険を伴う作業は避けてください。規則的な食事をとり、服薬ができるように、勤務時間の配慮も行う必要があります。

　幹細胞癌を発症すると、通院による検査・治療だけでなく、入院による治療が必要となります。中には治療を繰り返し行う必要がある患者さんもいますので、そのことを念頭に置き、職場での配慮を行ってください。

職場に求められる配慮

　ウイルス性肝炎は感染症の一種です。B型やC型肝炎ウイルスは体液や血液を介して他人に感染します。しかし、通常の日常生活や就業の範囲で行う会話や握手、会食（一緒に食事をする、同じ鍋を食べる）などでは感染しません[6]。肝炎ウイルス感染者がけがをした際には、患者自身で手当てをする、傷口をばんそうこうなどできちんと覆う、他者が傷のある手で血液を触らないなどといった配慮が必要となります。

　肝炎であることが周囲に知られると、誤った認識から差別や偏見が生まれることがあります。肝炎ウイルスは正しい知識を持っていれば、感染を予防することは難しくありません。事業者は疾患に関する正しい知識の啓発や環境の整備を行うことも大切です。病名を周囲に伝えるときには必ず労働者本人の意向を確認し、就業上の配慮を実施するために必要な限度で、周知を行ってください。

保健指導のポイント

　患者さんの中には「症状がないから受診をしなくてもよい」と考える人がいますが、症状がなくても肝硬変や肝がんに進行していることもあり、定期的な受診が重要です。治療薬の処方がある場合は、きちんと内服することはもちろん、生活面では規則正しい生活、バランスのよい食事、節酒（病態によっては禁酒）を指導します。非代償性肝硬変では、安静や塩分、水分の制限が必要となることがあるので、

医師の指示を確認することが必要です。

（井上 香・江口有一郎）

引用参考文献
1.　日本肝臓学会編. 肝臓専門医テキスト. 改訂第 2 版. 東京, 南江堂, 2016, 513p.
2.　Pugh, RN. et al. Transection of the oesophagus for bleeding oesophageal varices. Br J Surg. 60 (8), 1973,
　　646-9.
3.　日本肝臓学会 肝炎診療ガイドライン作成委員会編. B 型肝炎治療ガイドライン. 第 3.1 版. 2019.
　　https://www.jsh.or.jp/files/uploads/HBV_GL_ver3.1_v1.1.pdf
4.　日本肝臓学会 肝炎診療ガイドライン作成委員会編. C 型肝炎治療ガイドライン. 第 7 版. 2019.
　　https://www.jsh.or.jp/files/uploads/HCV_GL_ver7_June11_final.pdf
5.　日本肝臓学会編. 肝癌診療ガイドライン. 2017 年版補訂版. 東京, 金原出版, 2020, 68.
6.　厚生労働省. 集団生活の場における肝炎ウイルス感染予防ガイドライン作成のための研究班. 日常生活の場でウイ
　　ルス肝炎の伝播を防止するためのガイドライン（一般の方向け）. 2014.
　　http://www.kanen.ncgm.go.jp/content/010/ippan.pdf

Part 2
6

ウイルス性肝炎

7 大腸がん

大腸がんはこんな疾患

　大腸は結腸と直腸に大きく分かれ、結腸がんと直腸がんを総称して大腸がんと呼びます。国立がん研究センターの最新がん統計[1] によると、2017 年のがん死亡数では大腸がんが肺がんに次いで 2 番目に多く、男女別では男性で肺がん、胃がんについで 3 番目、女性では大腸がんが 1 番目となっています。また、罹患者数では、男性では胃がん、肺がんに次いで 3 番目に多く、女性では乳がんに次いで 2 番目で、男女合計では大腸がんの罹患数が一番多くなっています。

　大腸がんは近年増加傾向にあり、その主な原因は日本人の食生活の欧米化にあると言われています。ほかにも、動物性タンパク質や脂肪のとりすぎ、食物繊維の摂取が少ない、運動不足、肥満、飲酒、喫煙などが大腸がんのリスク因子だと言われています。

好発年齢／性別

　罹患数に関して、結腸がんでは大きな男女差はありませんが、直腸がんでは男性のほうがやや多い傾向にあります。40〜50 歳代から増え始め、年齢が高くなるほど罹患率が高くなります。就労年齢と考えられる 20〜64 歳までの年齢層での罹患者が全大腸がん罹患数に占める割合は、結腸がんで約 20％、術後排便機能に影響を与えやすい直腸がんでは約 30％です。高齢者におけるがん罹患数の増加と今後雇用機会が延長することを考慮し、就労年齢を 20〜69 歳までとして計算すると、大腸がん罹患数に占める割合は、結腸がんで約 35％、直腸がんでは約 50％となります。

主訴・身体症状など

　大腸がんは初期の段階ではあまり症状がありませんが、進行した場合には「以前

に比べ、最近便秘気味である」「下痢や便秘を繰り返し、お通じが安定しない」「便が細くなった」「便に血が混じる」「便が出なくてお腹が張る」といった自覚症状を認めます。また、検診の便潜血陽性に対する精検として行われる大腸内視鏡検査で大腸がんが指摘される場合もあります。一般に、盲腸〜上行結腸の右側結腸では、がんの増大により管腔狭窄を生じても便の性状が水様のため症状の出現が遅くなりがちであり、かたや発生頻度として60〜70%を占めるS状結腸〜直腸では、便性状が固形化するため、出血や閉塞症状を来しやすいといわれています。

　大腸がんが進行している場合には貧血、貧血による倦怠感、腸閉塞症状により発症することもあり、また稀ではありますが大腸がんの他臓器遠隔転移による症状（肝転移による倦怠感・黄疸、肺転移による労作時呼吸苦、腹膜播種・癌性腹水による腹部膨満）などにより診断される場合もあります。

どの検査値に異常が現れるか

　検診として最も普及している検査は、学校・職場・地域などの検診でも実施されている便潜血検査ですが、便潜血反応陰性がすなわち大腸がんがないことを保証するものではありません。便潜血陽性の場合の精密検査となる注腸造影検査の施行割合は減少し、全大腸内視鏡検査が行われます。また、近年では人間ドックなどで注腸造影検査や内視鏡検査に代わり、炭酸ガスを肛門より注入し大腸を膨らませてCT撮影を行うCT-colonographyという検査も行われています。Virtual colonoscopyともいわれ、現時点では術前のシミュレーションとして行われる画像診断法（次頁 図1）ですが、海外では大腸内視鏡検査に替わるものとして普及してきており、本邦でも人間ドックで施行している施設もあります。

　一般の血液検査では、大腸がんからの慢性的な出血により、小球性貧血ならびに鉄欠乏を呈します。また肝転移の増大による肝機能異常を呈する場合もあります。進行がんであれば、腫瘍マーカーであるCEA、CA19-9が高値を示す場合があり、検診・人間ドックなどでも腫瘍マーカーの検査を行うこと場合がありますが、大腸がんで特異的に上昇するわけではなく、また喫煙者・便秘症などでも高値を示す場合があります。

　問診では、がん罹患者に関する家族歴の聴取も重要であり、大腸がんに関してはミスマッチ修復遺伝子の異常により大腸がん、子宮体がん、胃がん、尿路系がんな

Part 2
7
大腸がん

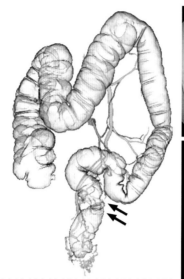
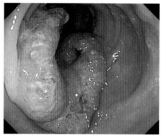
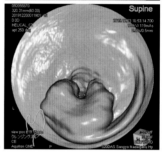

図1 上部直腸癌症例の画像検査

CT-colonography（左）により腫瘍の位置（黒矢印）や支配血管の走行を立体的に把握することができ、安全に手術を進めるための術前ナビゲーションとして役立っています。また CT 画像処理により得られた virtual colonoscopy（右下）では、内視鏡画像（右上）と同じような腫瘍像を認識することができます

どの多発する Lynch 症候群が知られており、本邦でも大腸がん症例の約 2%にミスマッチ修復遺伝子の胚細胞での異常が同定されます[2]。

大腸がんの治療

どのような治療が行われるか

　大腸がんの治療には、内視鏡治療、手術治療、薬物療法（分子標的治療薬・免疫チェックポイント阻害薬を含む化学療法）、放射線治療などがあります。大腸がんのステージ（病期）ごとの治療方針については、大腸癌治療ガイドライン[3]に示されており、0 期〜I 期（粘膜下層への軽度浸潤）では内視鏡治療（EMR/ESD）により腸管内の病巣を取り除く低侵襲な治療が可能です。I 期でもがんの浸潤が粘膜下層深部に及んだものや、II 期〜III 期（所属リンパ節転移を認めるもの）に相当するがんは手術による外科治療を行います。IV 期（遠隔転移を伴う）の場合は切除可能な場合とそうでない場合があり、切除困難な場合には全身化学療法が行われます。

遠隔転移は主に肝臓、肺、腹膜に生じますが、肝転移については切除可能であれば切除が推奨され、また肺転移についても切除可能であれば原発巣切除の上で肺転移巣切除を考慮するとされています。また腹膜転移（腹膜播種）についても、原発巣近傍に限局したものや切除可能なものであれば切除が推奨されています。

1 腹腔鏡下手術

　大腸がんの手術には、従来から行われてきた開腹手術に加え、内視鏡を使った腹腔鏡下手術が現在では広く行われています。実際に DPC（診断群分類別包括評価、包括医療費支払い制度方式）データ（2014〜2016 分）を分析すると、結腸がん・直腸がん手術いずれも腹腔鏡下手術の占める割合が65％でした（産業医科大学第一外科教室、公衆衛生学教室共同研究による）。さらに、直腸がんに対しては2018年 4 月から手術支援ロボット「da Vinci」による腹腔鏡下直腸切除・切断術が保険収載され、手術施行例が増加してきています（図2）。

　腹腔鏡下手術には開腹手術にはないさまざまなメリットがあります。本邦の結腸がんに対する臨床試験でも、腹腔鏡下手術は手術時間が長くなるものの、その低侵襲性（出血量が少ない、腸管運動の回復が早い、術後疼痛軽減、入院期間が短い）や合併症発生率の低減効果が示されており[4]、また統計学的に非劣性は示されなかったものの、再発率と生存率は開腹手術とほぼ同等の結果が報告されています[5]。なお、直腸癌に対する腹腔鏡下手術の腫瘍学的な有効性は十分に確立されていません。一般的な腹腔鏡下手術では、腹腔鏡を挿入するカメラポートのほかに数カ所の

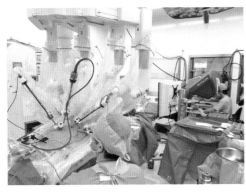
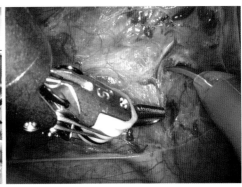

patient cart のロボットアームが患者さんを取り囲み、実際の術者は surgeon console という離れた場所で操作しています

腹腔内でロボット特有の多関節機能を持った鉗子が操作しているところです

図2 da Vinci 手術風景

鉗子ポートを開けて行いますが、よりポート傷が少ない単（減）孔式腹腔鏡手術という術式もあります。

2 人工肛門（ストーマ）の造設

近年、肛門に近い下部直腸癌でも肛門温存術式（直腸超低位前方切除、ISR：括約筋間直腸切除術）が増加しており、永久人工肛門（ストーマ）は回避できますが、残存直腸がほとんどなく吻合部が非常に肛門に近いため、後で述べます術後排便機能障害により就労制限を余儀なくされる患者さんもいます。

ストーマ（図3）には、一時的に設ける場合と永久的に設ける場合とがあります。前者には通常、直腸がん手術で吻合不全の可能性が高い場合に吻合部の安静を図るために予防的に造設する、もしくは実際に吻合不全が発生し、再手術として造設する場合などがあります。これらの場合、数カ月から1年程度経過して吻合不全がない、もしくは吻合不全が治癒した後にストーマを閉鎖し、本来の肛門から排便できるようになります。

後者のほとんどは、下部直腸がんで肛門温存が困難な場合に永久的に造設するものです。永久ストーマの場合には、身体障害者福祉法により手術直後から「ぼうこう又は直腸機能障害」の身体障害者手帳を申請し取得することができます。通常は、手術を行う医療施設において医師、ソーシャルワーカー、WOCナースらにより手

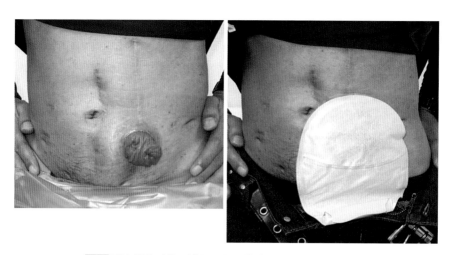

図3 緊急開腹手術で造設された就労者の双孔式ストーマ

待機手術の場合、術前にWOCナースと相談し、ストーマの位置を事前に設定（ストーマサイトマーキング）し、日常生活への影響を最小限にとどめるよう工夫しています。右はバウチを装着した状態ですが、男性の場合、ベルトの装着に支障があるケースがみられます

術前から申請の準備を進めるよう説明され、医療機関で診断書を作成しています。

3 外科手術に必要な入院期間と術後の副作用

　外科手術に必要な入院期間について、診療機関のクリニカルパスなどでは1～2週間程度と説明されますが、実際にDPC（診断群分類別包括評価、包括医療費支払い制度方式）データ（2014～2016分）における平均在院日数を算出すると、結腸がん手術の場合、開腹手術で約25日、腹腔鏡手術で18日でした。手術侵襲や術後ストーマケアなどでの術後在院期間が多いと予想される直腸がんでは、開腹手術で約30日、腹腔鏡手術で約23日必要でした（産業医科大学第一外科教室、公衆衛生学教室共同研究）。

　大腸がん手術後の後遺症としては、結腸がん手術の術後では栄養吸収の低下や体重減少などもあまりなく、また術後早期の便通異常に関しても経時的に改善していくことが多く、問題になることは少ないと考えられます。しかしながら、S状結腸がんや直腸がん手術の術後には、術後排便機能障害（排便回数の増加、1回排便量の減少、残便感）が多く認められ、肛門により近い低位での吻合になればなるほど排便後すぐにまた便意を催す便意逼迫、便とガスの識別困難、便失禁（便の漏れ）などを認めます。

　術後数カ月から1～2年である程度改善するものの、生活習慣・職場環境を工夫して順応していく必要があります。また、直腸がん手術の場合、排尿機能・性機能をつかさどる自律神経を温存する手術が行われますが、拡大手術や側方リンパ節郭清に伴う自律神経機能障害により、術後に排尿機能や性機能の低下を来すことがあります。前述の排便障害もあわせて、職場内や作業場近くにトイレを確保することが必要です。また、結腸がん、直腸がんいずれにおいても、術後癒着による腸閉塞（癒着性イレウス）は、頻度は少ないものの、術後早期だけではなく一生涯起こりうる後遺症・合併症です。

使われる薬剤とその副作用

　薬物療法に関しては、近年大腸がんに有効な抗がん剤が次々と開発され、その種類も増えています。術前に化学療法を併用するケースも増え、治療の選択肢が広がっています。術後の化学療法においては、患者さんの状態に合わせてより副作用の少ないものを選択し、その効果を評価しながら副作用を軽減する治療を併せて行い

ます。抗がん剤による化学療法の目的は大きく以下の3つに分かれます。

1 術後補助化学療法

　術後の再発予防のために行うものであり、通常フッ化ピリミジン系の内服（UFT＋LV、カペシタビン、S-1）を術後1カ月をめどに開始し、レジメンにより3～6週ごとの外来通院で6カ月間行ないます。内服には1日2回内服で済むものと、1日3回の内服が必要なものとがあります。近年では、上記のフッ化ピリミジン系薬剤に加えてオキサリプラチンという白金製剤の点滴を併用する場合（CAPOX、FOLFOX療法）もあり、2～3週ごとの通院で3～6カ月間行います。

2 切除不能進行（ステージⅣ）もしくは再発がんに対する化学療法

　上記のフッ化ピリミジン系薬剤に加えて、オキサリプラチン（FOLFOX、CAPOX、SOX療法）もしくはイリノテカン（FOLFIRI、CAPIRI、S1＋IRI療法）、もしくは両者を同時に併用するFOLFOXIRI療法が行われます。投与間隔は、内服併用の場合は3週間に1回の外来通院が必要となり、48時間の持続点滴を要するレジメンでもCVポートを使用するため通院治療が可能ですが、2週間に1回の通院を要します。さらには、上記薬物療法に現在では分子標的治療薬としての血管新生阻害薬であるベバシズマブ（アバスチン®）、もしくは細胞増殖を抑制するEGFR抗体であるセツキシマブ（アービタックス®）やパニツムマブ（ベクティビックス®）を併用する場合もあります。そのほか、3次治療以降では経口マルチキナーゼ阻害薬であるレゴラフェニブ水和物（スチバーガ®）も使用されます。また、標準的薬物療法後に増悪した進行・再発の高頻度マイクロサテライト不安定性（MSI-High）を有する固形がんに対しては、免疫チェックポイント阻害薬であるペムブロリズマブ（キイトルーダ®）が2018年より保険適応となり、大腸がんでも使用可能となりました。

3 術前補助化学療法

　一般に、局所進行した直腸がんに対して、術前に原発巣や所属リンパ節転移の縮小、腫瘍縮小による肛門温存、および画像検査で同定できない微小転移の抑制を目的として、上記2で用いる薬剤を使用して手術成績（根治性）を高めようとする治療です（図4）[6]。原発巣が大きく腸管閉塞が懸念される場合には、薬物療法施行前に一時的ストーマ造設を行う場合もあります。

　上記の薬物療法の中には48時間の持続点滴が含まれているもの（FOLFOX、

術前化学療法前　　　　　　　　　化学療法後

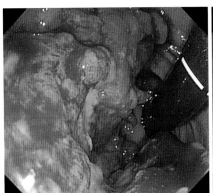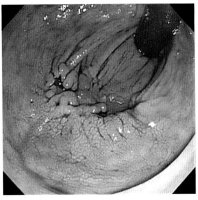

図4 **下部直腸がん内視鏡写真**

化学療法により明らかに腫瘍は縮小し、肛門温存手術が可能となりました

（文献 6 より引用）

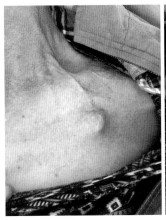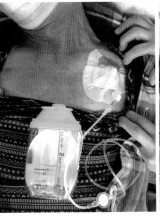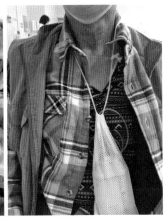

左前胸部（鎖骨下）に埋め込ま　皮膚保護剤で被覆された CV ポ　注入ポンプを携帯したままの着
れた CV ポート　　　　　　　　ート針穿刺部と、持続点滴のた　衣状態
　　　　　　　　　　　　　　　　めに接続された携帯型ディスポ
　　　　　　　　　　　　　　　　ーザブル注入ポンプ

図5 **就労継続中の患者さんの外観写真**

FOLFIRI、FOLFOXIRI 療法）がありますが、この場合は CV ポート（リザーバ
ー、皮下埋め込み型ポート）に携帯型ディスポーザブル注入ポンプを接続しますの
で、外来での治療が可能です（図5）。たとえば、金曜日から治療を始めて日曜日
に CV ポートの抜針をすれば、下に述べます薬剤の副作用にもよりますが、2 週間
に 1 回の休職のみで就労継続可能です。

Part 2
7
大腸がん

薬物治療における副作用は他の疾患と同様で、骨髄抑制、食思不振、手足のしびれなどの末梢神経障害（オキサリプラチンによる）、嘔気・下痢などの消化器障害（フッ化ピリミジン系薬剤やイリノテカンによる）、脱毛（イリノテカンによる）、皮膚障害（分子標的治療薬のひとつである EGFR 抗体：セツキシマブ、パニツムマブによる）などが挙げられます。使用される薬剤や、患者さんごとの副作用の程度、あるいは個々の就労内容やその負荷により、就労可能なのか、また就労制限が必要なのか、かなり個人差があると思われます。

　放射線治療に関しては、これまで直腸がん術後に補助放射線療法として骨盤内照射を行うことがありましたが、近年では局所進行下部直腸がんに対して化学療法を併用した術前放射線療法が行われるようになってきています。通常、平日連日通院（場合によっては入院）が必要で 4〜6 週間を要します。また、直腸がん術後の骨盤内再発に対する放射線治療や重粒子線治療、脳転移・骨転移などに対する緩和的放射線療法も行われます。

就業上の問題点

　内視鏡治療や外科根治手術が行われた場合、社会復帰や復職はほとんどの場合可能だと思われますが、その時期や復職程度については、年齢や体力、病期、手術内容、薬物療法の内容、職場環境などにより異なるため、個々の状況に応じて対応すべく、主治医・産業医・事業所の連携が必要です。

　外科手術を受けられた患者さんの就業上の問題点としては、術後後遺症への対応が必要となります。治療の項でも述べましたが、通常、結腸がん術後はあまり問題とならない場合が多いと思われますが、直腸がん、とくに下部直腸がん手術の場合には術後排便機能障害の頻度も高く、高度の場合は便失禁のためパッド（成人用おむつ）を着用されている患者さんもいますので、職場環境を工夫して順応していく必要があります。ストーマを造設された患者さんでは、作業環境が高温多湿の場合、発汗によりストーマ装具（パウチ）が剥がれやすくなり、パウチに排出された便の破棄やパウチ交換のためのトイレが必要となります。下部直腸癌手術後の排尿機能障害により頻尿・尿漏れがある場合にはトイレの回数が多く、就業上支障を来す場合があります。術後長期的な観点では、開腹手術に比べ腹腔鏡手術の増加により今後は障害発生の減少も期待されますが、癒着による術後イレウスには注意が必要で、

初発症状ともいえる腹部膨満や排便・排ガスの消失、嘔気・嘔吐が見られた場合には就業を停止し、診療機関の受診が必要となります。

　薬物療法継続中の就労については、主に有害事象の程度により、制限はさまざまです。治療の項でも述べました副作用の中で、オキサリプラチンによる末梢神経障害は、投与初期には認めなくても蓄積作用により徐々に手指のしびれがひどくなり、精緻な作業に支障を来す場合があります。この末梢神経障害は治療終了後も後遺症として症状が残る場合もあります。またフッ化ピリミジン系薬剤やイリノテカンによる下痢を認める場合にはトイレの回数が多くなり、職場での就業継続時間に支障が出る可能性があります。EGFR抗体による皮膚障害として、皮膚乾燥・爪囲炎・顔面のざ瘡様皮疹があり、マスクや手袋を装着した就業が望まれます。

　いずれにせよ、使用される薬剤、投与期間、さらには患者さん個々の副作用出現程度により、就労可能なのか、また就労制限が必要なのか判断しなければなりません。なお、目に見えない副作用としての骨髄抑制（血球減少）については、発熱性好中球減少や出血傾向（皮下出血、歯磨き中の出血、鼻出血など）を伴わない限りわからないので、定期受診の際の血液検査が必須となります。

職場に求められる配慮

　大腸がんは根治率の比較的高いがん腫であり、まず大腸がん診断時に「早まってやめなくてよい」、つまり就労継続可能であることの周知が必要です。当院でも診断時からの積極的な声掛けを実践しています。大腸がん患者さんの就労は、治療前と同様に可能となることも多い反面、しばらくの間は就業上の配慮を要することがあります。また、トイレの確保や次項で述べるオストメイト対応トイレの設置など、事前準備に時間を要することもあります。

　これらの準備を考えると、職場復帰直前に当該労働者から配慮を求められても、職場として適切な対応が難しくなることも予想されます。また、大腸がんは個別性が高く、病気の進行具合や病巣の占拠部位、手術術式ならびに術後経過によって治療の見通しが異なるため、個々の状況に則した就業上の配慮が必要です。したがって、治療導入早期から、配慮事項に対する話し合いを持つことが重要です。そのためには、労働者に対する治療と職業生活の両立に対する意識啓発、労働者が配慮の申し出を行える相談窓口の設置ならびに個人情報取り扱いの明確化など、普段から

Part 2
7
大腸がん

労働者が病気をしたときに気軽に相談できる環境を整備しておくことが重要です。そのうえで、2016年に厚生労働省より公表された「事業場における治療と職業生活の両立支援のためのガイドライン」にもありますように、当該労働者の同意のもと、主治医に対して業務内容などを提供し、主治医から就業上の措置に関する意見を求めるなど、積極的に医療機関と連携し、個人情報に配慮しながら、職場復帰に向けた準備を進めることが重要です。この際、治療医から情報を得にくい場合は、がん診療連携拠点病院の相談支援センターを頼るとよいでしょう。

　大腸がんに対する治療後の職場復帰までの期間については、就労内容にもよりますが、内視鏡治療後は1泊2日の入院（ESD：内視鏡下粘膜下層剥離術の場合は数日）で退院後早期に復職可能ですが、結果説明のため1～2週間後に外来受診が必要です。外科手術後は、早ければ1～2週間で復職できる場合もあれば、数カ月以上かかる場合もあります。再発の早期発見、つまり術後サーベイランスのために術後も定期的な通院が必要です。大腸がんの再発の約80％は術後3年以内に出現し、5年以上経過してからの再発は1％以下です。大腸癌治療ガイドラインでも、術後の定期的検査（診察、採血、CT・大腸内視鏡などの画像検査）を術後3年までは3カ月ごと、以降術後5年まで半年ごとに行うよう推奨しています。術後後遺症や合併症等がない場合には、この間隔で医療機関への通院が必要となります。化学療法を受ける場合には、薬剤の投与方法によっても通院間隔は異なりますが、2～6週間ごとの通院が必要です。

　就業中の職場環境に関しては、ストーマも含めた排便障害・排尿障害・下痢軟便傾向による脱水などへの配慮が必要となり、実際には常時服薬可能な環境設定、高温多湿環境の排除、連続就業時間の制限、次項で述べるオストメイト対応も含めたトイレ環境の整備に配慮が必要だと思われます。

保健指導のポイント

　大腸がんは根治率も比較的高く、まずは就労者の診断時に保健指導の一環として就労継続可能であることの説明を行います。同時に、がん告知後の過度なストレスに対する一時的な適応能力低下状態にある就労者へのメンタルケアが必要です。また、がんの入院治療中に加え、就労復帰後も化学療法を受ける場合には、費用が高額となる可能性があります。同月内で受けた保険診療にかかる一部負担金（自己負

担額）が「自己負担限度額」を超えた場合、超えた額が「高額療養費」として支給
され、現在では事前申請で「高額療養費」分が自己負担金より免除される旨を医療
機関で説明されている場合が多いですが、保健指導においてもあらためて確認して
おきましょう。

　復職後、仕事が忙しいために治療または術後サーベイランスを中断される患者さ
んもいますので、これらを継続するよう指導する必要があります。ただし、「術後
サーベイランスを受けていると、ほかのがんの早期発見もできる」と誤解している
患者さんもいますので、通常の検診やほかのがん検診も個別に受ける必要があるこ
とを理解してもらわなければなりません。

　ストーマや薬物療法による脱毛など、ボディイメージの変化というマイナスイメ
ージに対するアピアランスケアも重要であり、精神的サポート、とくに医師への副
作用の伝えにくさ、事業場・事業主・上司への働きづらさが訴えにくい側面を拾い
上げ、個人情報に配慮しつつ、聴取内容を事業主へフィードバックすることは、保
健指導の重要なポイントだと思われます。

　ストーマを造設された患者さんに対しては、オストメイト対応トイレ（ストーマ
保有者が排泄物の処理、ストーマ装具の交換・装着、ストーマ周辺皮膚の清拭・洗
浄、衣服・使用済み装具の洗濯・廃棄などができる設備）の設置場所が、公共交通
機関の施設構内、社会福祉施設、官公庁施設、商業・公共施設などで少しずつ増え
ており、ストーマ保有した就労者への情報提供が可能です。最寄りの設置場所は、
「オストメイト JP」（https://www.ostomate.jp//）で住所などを入力すると検索で
きます。また、永久ストーマを保有し、身体障害者手帳の交付を受けた人は、障害
者自立支援法により、日常生活用具やストーマ用品の給付を申請することができま
す。診療機関で説明されていると思われますが、保健指導の際にも受給の有無の確
認が必要です。なお、市区町村によっては一時的ストーマについても公的補助が受
けられる場合もあるため、確認してみましょう。

　進行程度により治療内容が異なる大腸がんについて、主に進行がんを対象に、時
間軸を重視して概説しました。大腸癌治療ガイドラインは患者さん用にも発刊され
ていますので、参考にしてください[7]。臨床医の立場からも、がんと診断され、後
に治療に専念して離職するよりも、罹患前と同じような日常生活を継続することが
「生きがい」を持った人生を送れ、「生きる」モチベーションにもつながるものと信

Part 2
7
大腸がん

じています。今後の少子・高齢化社会の到来を見据えて、がんになっても働ける文化形成と社会整備が急務であり、大腸がんに限らず、がん患者の治療と職業生活の両立のために事業主・産業医・治療医、さらには保健福祉にかかわる専門職らの密接な連携が望まれます。

（平田 敬治・井上 譲・赤羽 和久）

引用参考文献

1. 国立がん研究センター がん情報サービス. がん登録・統計. 最新がん統計.
   https://ganjoho.jp/reg_stat/statistics/stat/summary.html
2. Kumamoto, K. et al. Lower prevalence of Lynch syndrome in colorectal cancer patients in a Japanese hospital-based population. Surg Today. 46 (6), 2016, 713-20.
3. 大腸癌研究会編. 大腸癌治療ガイドライン 医師用 2019 年版. 東京, 金原出版, 2019, 152p.
4. Yamamoto, S. et al. Short-term surgical outcomes from a randomized controlled trial to evaluate laparoscopic and open D3 dissection for stage II/III colon cancer: Japan Clinical Oncology Group Study JCOG 0404. Ann Surg. 260 (1), 2014, 23-30.
5. Kitano, S. et al. Survival outcomes following laparoscopic versus open D3 dissection for stage II or III colon cancer（JCOG0404）: a phase 3, randomised controlled trial. Lancet Gastroenterol Hepatol. 2 (4), 2017, 261-8.
6. 平田敬治ほか. 放射線照射を併用しない術前化学療法（XELOX 療法）で病理学的完全奏効が得られた局所進行直腸癌の 1 例. 日本大腸肛門病会雑誌. 66 (4), 2013, 251-7.
7. 大腸癌研究会編. 患者さんのための大腸癌治療ガイドライン 2014 年版. 東京, 金原出版, 2014, 66p.

Memo

8 乳がん

乳がんはこんな疾患

好発年齢

　日本人女性の乳がん罹患数は約8万5千人（2013年）で、部位別の罹患数としては第1位です。ただし、死亡数では5位となっており、乳がんは適切に治療すれば治ることが多く、早期発見が大切です。また、ほかの癌腫と異なり、比較的若い世代から罹患数が増加するという特徴があります（図1）[1]。AYA世代（Adolescent and Young Adult：15歳から30歳前後の思春期・若年成人を指します）といわれる、30歳代のAYAがんでは、乳がんが第1位を占めます。

　リスク因子として、肥満、アルコール摂取、喫煙、糖尿病の罹患が挙げられます。また、出産経験や授乳経験のない人は、ある人と比較して乳がんのリスクが上がるといわれています。近年遺伝性乳がんもよく取り上げられますが、乳がんの5〜10％であり、遺伝と関係ない乳がんがほとんどです。

身体症状

　乳がんの症状で最も多いのは腫瘤です。ほか皮膚陥凹、左右差、発赤、乳頭の変化や血性分泌泌などがあります。最近は無症状の検診発見も増えています。

どの検査値に異常が現れるか

　乳がんの早期発見には、定期的な自己検診とマンモグラフィ検診が重要で、日本では40歳以上の女性に対し、検診マンモグラフィが推奨されています。40歳未満の、乳腺組織がしっかりしている、いわゆる高濃度乳腺に関しては、マンモグラフィの感度が低く、乳腺超音波検査の併用が有効です。

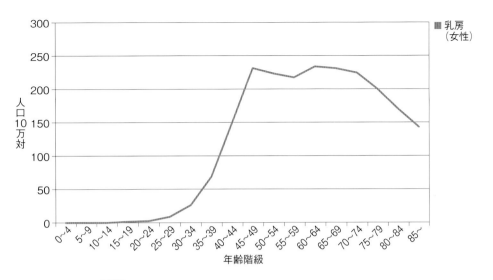

図1 乳がんの年齢階級別罹患率（先刻統計値、2015年）

（文献1より引用）

1 マンモグラフィ検査

　乳房のX線撮影のことです。乳房をできるだけ引き出して圧迫版という薄い板で乳房を挟み、圧し広げて撮影します。マンモグラフィでは腫瘍や石灰化などが確認できます。マンモグラフィ上、白い砂粒のような影として確認される石灰化とは、乳房の一部にカルシウムが沈着した状態で、マンモグラフィ検査はこの石灰化の描出に非常に優れています。5段階評価でカテゴリーをつけていきます。カテゴリー3以上が要精査となります。

・カテゴリー1：異常なし

・カテゴリー2：良性

・カテゴリー3：良性、しかし悪性を否定できず

・カテゴリー4：悪性の疑い

・カテゴリー5：悪性

2 乳腺超音波検査

　乳房に超音波を当て、その反射を利用して画像をつくります。超音波検査は、乳房内にしこりがあるかどうかの診断に有効です。とくに40歳未満の女性の場合、マンモグラフィでは乳腺密度が高く白い部分が多くなり、しこりがあるかどうかわかりにくくなります。そのような場合でも、超音波検査ではしこりの診断をするこ

Part 2
8
乳がん

とができます。マンモグラフィと超音波のどちらかでしか発見できない乳がんもあるため、精密検査においては通常両方の検査を行います。

3 細胞診および組織診

画像診断では、良性か悪性かの区別がつかない病変やがんを疑った場合には、乳房に細い針を刺して細胞を採取する細胞診や、局所麻酔下でやや太い針を刺して行う組織診（針生検）を行い、病理診断を行います。

病理検査とは、採取された組織や細胞を染色し、顕微鏡で観察する検査のことです。乳がんの性質や悪性度がわかります。乳がん細胞のほとんどは、乳汁をつくって分泌する乳腺組織のいちばん末梢の部分に発生し、時間が経過すると乳管・小葉の周囲（間質）に広がります。がん細胞が乳管・小葉の周囲に広がることを浸潤といいます。この浸潤の有無によって、乳がんは大きく非浸潤がんと浸潤がんに分かれます。非浸潤がんはがん細胞が乳管・小葉の中にとどまる乳がんで、適切な治療を行えば、転移や再発をすることはほとんどありません。一方、浸潤がんは、乳管・小葉の周囲に広がった乳がんで、血管やリンパ管を介して転移や再発する危険性があります（図2）。

確定診断がついたところで全身の精査を行い、病期（ステージ）を決定します。がんが乳房の中でどこまで広がっているか、リンパ節転移があるか、骨や肺など乳房から離れた臓器への転移があるかなどによって決まります（表1）。

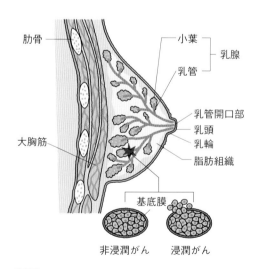

図2 乳腺組織とがん（浸潤がん・非浸潤がん）

表1 乳がんの病期（ステージ）

病　期		しこりの大きさや転移の状況
0期		非浸潤がん
Ⅰ期		しこりの大きさが2cm以下で、リンパ節転移なし
Ⅱ期	ⅡA期	しこりの大きさが2cmを超えるが5cm以下で、リンパ節転移なし
		しこりの大きさが2cm以下で、同側腋窩リンパ節レベルⅠ、Ⅱ転移あり
	ⅡB期	しこりの大きさが5cmを超え、リンパ節転移なし
		しこりの大きさが2cmを超えるが5cm以下で、同側腋窩リンパ節レベルⅠ、Ⅱ転移あり
Ⅲ期	ⅢA期	しこりの大きさが5cmを超え、同側腋窩リンパ節Ⅰ、Ⅱ転移あり、または内胸リンパ節転移あり
		しこりの大きさが5cm以下で、同側腋窩リンパ節転移レベルⅠ、Ⅱが周囲組織に固定されている、または内胸リンパ節に転移あり
	ⅢB期	しこりの大きさは問わず、しこりが胸壁に固定されていたり、皮膚に浮腫や潰瘍、衛生皮膚結節を形成しているもの（炎症性乳がんを含む）で、リンパ節転移なし
		または同側腋窩リンパ節レベルⅠ、Ⅱ転移あり、または内胸リンパ節転移あり
	ⅢC期	しこりの大きさは問わず、同側腋窩リンパ節レベルⅢあるいは同側鎖骨上のリンパ節転移あり
		または、内胸リンパ節と同側腋窩リンパ節レベルⅠ、Ⅱ両方に転移あり
Ⅳ期		しこりの大きさやリンパ節転移の状況にかかわらず、ほかの臓器へ転移あり

乳がんの治療

どのような治療が行われるか

　乳がんと診断され、最初に受ける治療を初期治療と呼びます。初期治療とは、ほかの臓器への転移（遠隔転移）のない乳がん患者さんの治療として、すでに起こっているかもしれない微小転移を根絶し、乳がんを完全に治すこと（治癒）を目指すものです。初期治療には、手術や放射線療法といった局所療法と、薬物療法による全身治療が含まれます。患者さんの病状、希望に合わせて決定します。

1 外科的治療

1 乳房切除術と乳房温存療法

　通常、乳房の手術は、乳房切除術と、乳房部分切除と放射線治療とを組み合わせ

Part 2
8
乳がん

る乳房温存療法が行われています。乳房温存療法は腫瘍径が小さく（主に3cm以下）、多発していない病変が適応になります。腫瘍が大きな場合でも、術前薬物療法により腫瘍が縮小すれば、温存療法が可能になります。

2 腋窩リンパ節郭清とセンチネルリンパ節生検

乳がんの転移が起こりやすいリンパ節は腋窩リンパ節です。腋窩リンパ節は腋窩の脂肪の中に埋め込まれるように多数存在しており、取り残しがないように周囲の脂肪を含めて一塊に切除することを「腋窩リンパ節郭清」といいます。しかし、ここで問題となるのが術後に脇の感覚の異常や腕のむくみ（リンパ浮腫）などの合併症が生じることです。そこで、術前の画像検査で腋窩リンパ節の腫脹がないことが認められた場合は、乳房内からがん細胞が最初にたどりつくリンパ節（センチネルリンパ節）を手術中に同定・検査する「センチネルリンパ節生検」を行い、転移がなければ腋窩リンパ節郭清を省略します。

3 整容性と根治性を考慮した手術

整容性を考慮した手術にはさまざまありますが、大きく分けて、乳房切除を行いその後再建する方法と、乳房温存術の変形をなるべく少なくする方法とがあります。乳房切除後の再建は、自家組織（筋肉）を使用する方法と、人工物を使用して再建する方法とがあります。人工物を使用する再建の場合、乳房切除と同時に組織拡張器を大胸筋の下に留置し、半年ほどかけて組織を拡張させ、その後インプラントという人工物を留置する手術が必要です。

4 外科的治療後の注意点

退院時には、身の回りのことはほとんどできるようになっていますが、腋窩リンパ節郭清を行った場合、リンパの流れが悪くなり、創が突っ張り、腕や肩を動かさないことで肩関節の動きの制限が起こることがあります。これを予防するためには、肩の周囲の筋肉を十分に動かし、背中の動きを促進することで、そうするとリンパ浮腫（術側の手の浮腫）の予防にもなります。リハビリ開始の時期に関しては、術後すぐ開始する場合と、ある程度落ち着いた1週間後ごろから開始するなど、さまざまな考えがありますが、患者さんの状況によって異なるため、主治医に確認するほうがいいでしょう。

2 薬物療法

乳がんの薬物療法には、再発予防のための治療と、進行再発乳がんに対する治療

とがあります。ここでは再発予防のために治療について解説します。

再発予防の薬物療法の目的は、画像ではとらえられないが、すでに全身に広がっている可能性のある微小転移を制御することです。乳がんの性質と再発リスク因子、患者さんの全身状態、治療法に対する希望や意向、月経の有無などを考慮して決定します。

1 薬物療法の対象となる乳がんの性質

乳がんの性質はいくつかに分類されますが、「ホルモン受容体陽性乳がん」「HER2陽性乳がん」「ホルモン受容体陰性・HER2陰性乳がん（トリプルネガティブ乳がん）」に大きく分類できます。

・ホルモン受容体陽性乳がん

その細胞内にホルモンを取り入れるための「入り口」であるホルモン受容体（エストロゲン受容体）を持ち、乳がん患者さん全体の70～80％を占めます。エストロゲンを取り入れて増殖する性質があり、このタイプの乳がんには、女性ホルモンの取り込みを抑える治療である内分泌療法（ホルモン療法）が有効です。基本的にはホルモン療法を行いますが、リスクに応じて抗がん剤治療を追加します。

・HER2陽性乳がん

細胞表面にHER2蛋白を持つ乳がんで、乳がん患者の5～6人に1人くらい（15～20％）にあたり、増殖能が高いことが知られています。HER2蛋白にくっついてがん細胞の増殖を抑える抗HER2療法が有効です。抗HER2療法単独で治療することはなく、基本的には抗がん剤との併用で使用します。

・トリプルネガティブ乳がん

上記の女性ホルモン受容体、HER2蛋白のいずれも持っていない乳がんです。内分泌療法も抗HER2療法も期待できないため、薬物療法は抗がん剤を使用します。

2 薬物の特徴

・ホルモン療法

内分泌療法（ホルモン療法）は、ホルモン受容体陽性乳がんが対象です。抗エストロゲン薬は、乳がん細胞内のエストロゲン受容体とエストロゲンとが結びつくのを邪魔しつつ、代わりに自分がエストロゲン受容体にくっつくことで、がん細胞の増殖を抑え、細胞死を誘導します。LH-RHアゴニスト製剤は下垂体を過剰に刺激することにより、卵巣でのエストロゲンの生成を阻害します。アロマターゼ阻害薬

は閉経後の女性に使用します。閉経後の女性ではアンドロゲン（男性ホルモン）からアロマターゼという酵素を用いてエストロゲンが作られますが、このアロマターゼの働きを阻害することによってエストロゲンの産生を抑えます。

　副作用として、ホットフラッシュ（ほてり）、生殖器の症状、関節や骨、筋肉の症状があります。ホルモン療法には女性ホルモンを抑える作用があるため更年期症状が出ますが、抗がん剤治療と比較すると副作用は軽度です。手術後のホルモン療法は、閉経前では抗エストロゲン薬（5年～10年）を、場合によってはLH‐RHアゴニスト製剤（2～5年）を併用します。閉経後はアロマターゼ阻害薬（5年）もしくは抗エストロゲン薬（5～10年）を用います。

・分子標的治療薬

　分子標的治療薬は、がん細胞に特有の標的分子を狙い撃ちにし、効果を示す薬剤です。抗HER2薬はHER2蛋白を持つがん細胞にのみ効果を発揮します。代表的な抗HER2にトラスツズマブ、ペルツズマブなどがあります。トラスツズマブの副作用には抗がん剤で問題となる嘔気などの副作用はあまりありませんが、初回投与後24時間以内に起こるインフュージョンリアクション（発熱、悪寒）があります。重要な副作用として心機能低下（100人に2～4人くらい）があるため、治療前と治療中は定期的な心臓機能検査が勧められます。周術期での至適投与期間は1年間です。

・抗がん剤

　抗がん剤とは殺細胞効果を有する抗悪性腫瘍薬を指します。したがって、全身の正常細胞にも影響を与え、吐き気、脱毛、白血球減少など、さまざまな副作用が起こります。術前・術後のどちらに行っても予後は変わらないとされていますが、局所進行乳がんでは術前に行います。通常、アントラサイクリン系薬や微小管阻害薬（タキサン）を使用し、3～6カ月間施行します。アントラサイクリン系薬とタキサンは脱毛が必発であり、またアンスラサイクリン系薬は心毒性が、タキサンには末梢神経障害などの副作用もあることから、これらの副作用を回避したい場合はCMF療法（シクロホスファミド水和物＋メトトレキセート＋フルオロウラシル［5-FU］）や経口5-FU製剤も選択肢として上がってきます。3放射線治療

　周術期の放射線治療は局所療法の一環として外科手術とともに用います。細胞の中の遺伝子に作用してがん細胞を死滅させます。乳房部分切除後に追加することで、

局所再発率が約3分の1に減少します。乳房全切除後でリンパ節転移が複数個ある症例にも適応となります。23～25回の治療で、1回の照射時間は1～3分程度です。

　副作用として照射中の皮膚炎、倦怠感が起こり、数カ月後に放射性肺臓炎が起こることがあります。放射性肺臓炎は100人に1人くらいの割合で発生します。また、放射線が当たった皮膚は汗や皮脂の分泌が減るため皮膚が乾燥し、かゆみが生じることがあります。

就業上の問題点と職場に求められる配慮

　自覚症状がある、または検診で異常を指摘された患者さんは来院後、検査→診断→治療（手術・放射線治療・薬物療法）と進んでいきます。最近は外来で全身精査を済ませ、術前日に入院することがほとんどです。1日で検査が終了する医療機関もあるようですが、多くの医療期間では院内の予約枠を取りながら検査予定を組むため、治療開始前に数回の来院が必要になります。この期間は就業可能です。

　手術は就業世代であれば体力的にも問題ないことがほとんどであり、通常術後1～2週間で退院となります。ただし術後1カ月くらいは創部チェックのため、週1回程度の通院が必要です。また、腋窩リンパ節郭清を行った方は手術側の腕がむくみやすい状態になっているため、患部を傷つけない、圧迫しない配慮が必要になります。

　放射線治療には5週間ほどかかります。毎日のことではありますが、放射線照射の時間が短いため全身倦怠感などの副作用が少なく、本人が就業を希望された場合は時短業務にするなどの配慮で対応可能となるのではないかと思われます。

　薬物療法では患者さんによって治療期間が異なります。抗がん剤治療は数カ月間集中的に行うため、この期間は休職している方が多いようです。この期間も仕事をする場合は、どの薬剤を使用しているかの確認が必要です。使われる抗がん剤によって副作用の出現時期が異なりますが、一般的には抗がん剤投与後数日は嘔気、全身倦怠感などの自覚症状が強く、投与後10日～14日頃は白血球が低下し、感染を来しやすい状態になります。

　アンスラサイクリン系薬やタキサンでは脱毛が必発です（化学療法後はまた生えてきます）。カツラをかぶっていて、職場が暑い場合などには配慮が必要でしょう。また、タキサンは手先の末梢神経障害を引き起こします。1年もすると次第に収ま

りますが、人によっては残存する方もいるため、細かい手先の作業に配慮をする必要があります。

　抗 HER2 療法は、最初の数カ月は抗がん剤と併用しますが、抗がん剤のスケジュールのほうが先に終了するため、残りを抗 HER2 療法のみで合計 1 年間、3 週間ごとの投与となります。この時期になると自覚症状や血液毒性もあまりなく、心不全に注意しながら就労している方も多くいます。

　内分泌療法は数年にわたるため、就業しながら行うことになります。就業年齢の患者さんには閉経前の方が多く含まれており、抗エストロゲン薬と、若年の場合はさらに LH − RH アゴニストを投与されています。この治療において問題となり、また個人差が大きいのが更年期症状です。突然、かっと暑くなったり、汗をかいたりするホットフラッシュ症状が、軽いものも含めると 50% 以上の患者さんに出現します。次第に軽減することが多く、多くの人は問題なく経過していきますが、動悸や不安、睡眠障害などを伴うこともあります。その場合は生活習慣の改善や運動、薬剤投与で対応しますが、職場でも配慮が必要になってくると思われます。

保健指導のポイント

　乳がんは働く世代が罹患するがんではありますが、早期に発見され、きちんと治療を行えば治ることも多く、仕事との両立は十分可能です。しかし、その世代はちょうど結婚・出産・子育てなどの人生のイベントと重なる時期でもあります。その時期に薬物療法を行うことは、妊孕性の問題にもつながるため、心理的に非常に不安定になる方もいます。個人のそのような背景を念頭に置き、現在どの段階の治療を受けているのかを確認しながら就労支援を行っていくことが大切だと思われます。

（田嶋 裕子）

引用参考文献
1. 国立がん研究センター がん情報サービス. がん登録・統計. グラフデータベース.
   http://gdb.ganjoho.jp/graph_db/index
2. 日本乳癌学会編. 患者さんのための乳がん診療ガイドライン 2019 年版. 第 6 版. 東京, 金原出版, 2019, 239p.
3. 日本乳癌学会編. 乳癌診療ガイドライン 1 治療編 2018 年版. 第 4 版. 東京, 金原出版, 2018, 410p.
4. 日本乳癌学会編. 乳腺腫瘍学. 第 2 版. 東京, 金原出版, 2016, 400p.

Memo

子宮がん

子宮がんはこんな疾患[1]

　子宮がんは子宮頸癌と子宮体癌に分けることができ、それぞれ子宮頸部と子宮体部から発生します。同じ子宮という臓器に発生するがんですが、原因や発症しやすい年齢層が異なります（図1）。

1 子宮頸癌

　子宮頸癌は子宮がんの約4割程度を占め、腟と子宮頸部の境界である扁平－円柱上皮境界（squamocolumnar junction；SCJ）から発生します。発生する部位が2つの異なった組織の境界であることから、子宮頸癌には扁平上皮癌と腺癌があります。今から30年以上前は60歳以降の高齢者に多く発症していましたが、最近は性行動の変化から罹患者は低年齢化し、20〜30歳代の若い女性の罹患が増え、発症のピークは40歳代前半となっています（図2）[2]。子宮頸癌は性的接触によるヒトパピローマウイルス（human papillomavirus；HPV）の感染が原因であることがわかっており、性交渉の経験がある女性であれば誰もが感染の機会を持つと言われています。しかし、HPVに感染しても約90%の女性は自身の免疫力で自然に排除することができます。一方、自然に排除できない10%の女性が持続感染し、その

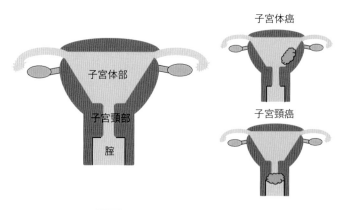

図1　子宮がんの発生する部位

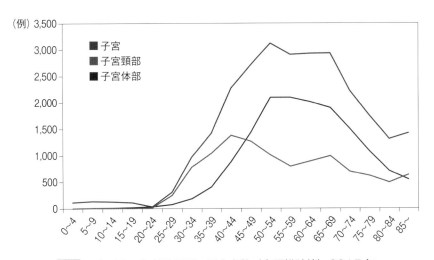

図2 子宮がんの年齢階級別　罹患者数（全国推計値）2015年

（文献2より引用）

一部の女性に前がん病変が出現し、数年をかけて子宮頸癌に進行します。

2 子宮体癌

　最近になり罹患者数が増えてきているのが子宮体癌で、子宮がんの約6割を占めており、その多くが腺癌です。子宮体癌の罹患者が増えている理由に、以前に比べて少子化や晩婚化、さらには肥満などの生活習慣の変化に伴い、卵胞ホルモン（エストロゲン）に曝される時間が長くなっていることが考えられています。また卵胞ホルモンに関連がなく発症するタイプも知られており、高齢者に多く発症するタイプは遺伝子異常に伴い発生することが知られています。

主訴・身体症状

　子宮頸癌、子宮体癌ともに一番多い自覚症状は不正出血です。しかし子宮頸癌の場合、早期の自覚症状は乏しい場合がほとんどであり、稀に帯下の異常や性行為時の出血を伴うことがあります。また子宮頸部からその周辺に病巣が及ぶと腹痛や腰痛を生じることがあります。子宮体癌の場合も不正出血が多く見られますが、比較的高齢の方に多く見られる疾患であることから、閉経後出血がひとつの特徴となります。未閉経の場合には月経不順や過長月経などの不正出血を伴うことがあります。

Part 2
9
子宮がん

どの検査値に異常が現れるか[3-5]

　ここでは職域で行われる定期健康診断や人間ドックの検査項目と、子宮がんに関わる事項について述べます。労働安全衛生法に基づく定期健康診断で設けられた検査項目（法定項目）のうち、子宮がんに罹患した場合に異常が現れる可能性が高い検査項目は貧血検査（血色素量：ヘモグロビン値）です。検査値の正常値は施設基準により異なりますが、日本人間ドック学会では女性の血色素が11.1〜16.0g/dLを満たさない場合を異常と定めています。とくに血色素が低下している場合は鉄欠乏性貧血などが考えられるため、子宮がん以外の悪性腫瘍、婦人科良性疾患（子宮筋腫、子宮腺筋症、子宮内膜ポリープ）、妊娠に関連する疾患などを鑑別するために婦人科診察が必要となります。また早期の子宮がんは貧血を呈さないため、貧血がないことで子宮がんではないと考えてはいけません。このような理由から、定期健康診断の検査項目で子宮がんを否定することはできないことを職域でも周知する必要があります。

　人間ドックや住民検診で行われる子宮頸がん検診では子宮頸部細胞診が行われます。子宮頸部細胞診は腟からブラシ（妊婦へは綿棒）を挿入し、子宮頸部の粘膜から細胞を採取して顕微鏡で異常細胞の有無を調べる検査です。対策型検診として有

表1 **細胞診判定の略語に対応する病理診断と臨床的対応**

細胞診判定の略語	NILM	ASC-US	LSIL	ASC-H	HSIL	SCC
推定される病理診断	非腫瘍性所見 炎症	軽度異形成 疑い	軽度異形成	高度異形成疑い	中等度異形成 高度異形成 上皮内癌	癌
必要な検査		HPV 検査 （または精密検査）		精密検査（コルポスコピー検査・生検）		

病理診断	正常	軽度異形成		中等度異形成 高度異形成／上皮内癌		浸潤癌
必要な対応		経過観察		円錐切除術 （中等度異形成は経過観察も可）		手術 （円錐切除術や 子宮全摘出術）

NILM：陰性
ASC-US：意義不明な異型扁平上皮細胞
ASC-H：HSIL を除外できない異型扁平上皮細胞
LSIL：軽度扁平上皮内病変
HSIL：高度扁平上皮内病変
SCC：扁平上皮癌

効性が示されており、20歳以上の女性は2年に1回受けることが推奨されています。表1に子宮頸部細胞診の報告様式であるベセスダシステムによる細胞診判定の略語と、それに対応する病理診断と対応方法の概要を示します。子宮頸部細胞診でNILM（Negative for intraepithelial lesion or malignancy）以外の判定の場合、追加の検査が必要になります。ASC-US（Atypical squamous cells of undetermined significance）の場合はHPV感染の有無を調べ、HPV検査が陽性の場合に精密検査（コルポスコピーと子宮頸部生検）を施行します。LSIL（Low grade squamous intraepithelial lesion）以上であれば、ただちに精密検査（コルポスコピーと子宮頸部生検）が行われます。精密検査で行われるコルポスコピーは、子宮頸部の拡大鏡検査を指します。コルポスコピーで観察しながら病変部の生検を行い病理診断に提出します。子宮体癌の場合は、子宮頸部細胞診で異常を指摘されないことも多いため、定期健康診断や人間ドックで明らかにならない場合もあり注意が必要です。

子宮頸癌の治療[6]

どのような治療が行われるか

図3に子宮頸癌の進行期分類の概略を示します。Ⅰ期からⅡ期までは手術療法が

Ⅰ期：癌が子宮頸部に限局
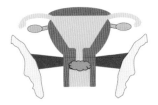

Ⅱ期：癌が子宮頸部を超えている
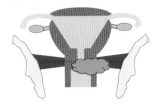

Ⅲ期：癌が骨盤壁や腟壁下1/3に達する
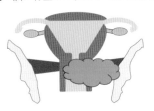

Ⅳ期：癌が膀胱・直腸、それ以外に広がる
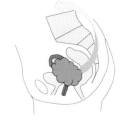

図3 子宮頸癌の進行期分類

Part 2
9
子宮がん

選択されますが、 I A1 期を除いて放射線治療を選択する場合もあります。手術療法を選択した場合には、単純子宮全摘出術または広汎子宮全摘出術＋両側卵巣・卵管摘出術＋骨盤リンパ節郭清を行います。病理検査を踏まえて術後再発のリスク分類を行い、中リスク以上であれば術後に放射線治療の追加が検討されます。

Ⅲ期以上であればシスプラチンと呼ばれる抗がん剤を併用した同時化学放射線療法を行います。遠隔転移を伴う場合には抗がん剤の全身投与が適応となり、パクリタキセル＋シスプラチン（またはカルボプラチン）療法を採用し、必要に応じて分子標的治療薬であるベバシズマブを併用します。

前述のように、子宮頸癌罹患患者の若年化が指摘されているため、妊孕性温存例や妊娠合併子宮頸癌に対する治療方法も確立されつつあります。腫瘍径などの条件を満たした場合には、子宮体部を温存する目的に広汎子宮頸部摘出術が行われることがあります。

治癒までの見通し

子宮頸癌Ⅰ期〜Ⅱ期に対して手術療法が行われ、術後再発リスクが低い場合は手術療法のみで治療は終了となります。一方、術後再発リスクが中〜高リスク群に該当する場合には、抗がん剤であるシスプラチンを毎週投与する同時化学放射線療法または単独の放射線療法が考慮されます。通常、術後の補助療法として行われる放射線治療は、週5日間×約5週間の期間で行われます。

子宮頸癌Ⅲ期〜ⅣA期のように局所進行した子宮頸癌に対しても、シスプラチンを併用した同時化学放射線療法が適応となり、上記と同様の治療期間を要することが一般的です。一方、子宮頸癌ⅣB期に行う抗がん剤治療の場合は、完全寛解、腫瘍の増大、抗がん剤の副作用による中止基準のいずれかに該当するまで、約3週間ごとに投与を継続します。外来受診の間隔は、初回治療を起点とし、1〜2年目は1〜3カ月ごと、3年目は3〜6カ月ごと、4〜5年目は6カ月ごと、6年目以降は1年ごとが目安とされています（表2）。

治療に伴う副作用

本項では子宮頸癌に対する治療で特徴的な広汎子宮全摘出術と放射線治療に伴う合併症や副作用について述べ、その他の手術療法や抗がん剤治療による副作用は、

表2 子宮頸癌に対する一般的な治療経過

	初回治療	1カ月	2カ月	3カ月	4カ月	5カ月	6カ月	7カ月	8カ月	9カ月	10カ月
手術療法のみ	●	■		■				■			■
手術療法＋放射線治療	●	→	→	■		■			■		
放射線治療（同時化学放射線療法を含む）	→	→	■			■			■		
抗がん剤治療を先行する場合	▲	▲	▲	▲	▲	▲	▲	▲	▲	▲	▲

●：手術　▲：抗がん剤　➡：放射線治療　■：外来再診
※経過は病状に応じて変わることがあります

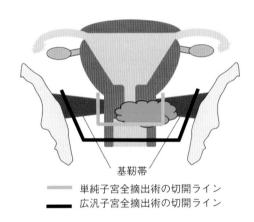

基靭帯
▒▒▒▒　単純子宮全摘出術の切開ライン
━━━　広汎子宮全摘出術の切開ライン

図4 単純子宮全摘出術と広汎子宮全摘出術の切開ラインの違い

子宮体癌の項で記述します。

　産婦人科手術の中で最も侵襲度の高い手術が広汎子宮全摘出術です。子宮体癌や卵巣癌、そのほかの良性疾患に対して行われる単純子宮全摘出術とは異なり、子宮頸部と骨盤壁とを結ぶ基靭帯や腟を外側から切離する必要があります（**図4**は単純子宮全摘出術と広汎子宮全摘出術の切開ラインの違いを示した模式図）。基靭帯の周囲には尿管や排尿機能に関わる神経が走行しているため、可能な限り神経を温存しながら手術を行いますが、ある一定の割合で術後の排尿障害が起こります。また広汎子宮全摘出術と同時に骨盤リンパ節郭清も行う必要があるため、それに伴う下肢のリンパ浮腫も日常生活の質を落とす恐れがあります。

Part 2
9
子宮がん

放射線治療の副作用は、症状が出現する時期に応じて2つに分けることができます。1つ目は治療中に起こる急性期障害、2つ目は治療後に起こる晩期障害です。照射開始後の数週間で起こる急性期障害には、放射線宿酔と呼ばれるだるさや吐き気、照射部位の皮膚炎、直腸炎や膀胱炎などがあります。治療経過とともに症状が軽快したり、治療終了後に症状が消失したりすることが一般的です。晩期障害は治療後数カ月から数年以降に起こるものを指し、消化管出血や血便、腸閉塞、腸管穿孔、直腸腟ろうなどがあります。尿路障害には、膀胱出血や膀胱炎、膀胱腟ろうなどがあります。照射される範囲に卵巣が含まれる場合は、卵巣機能が低下し更年期症状が出現する場合があります。晩期障害を伴う時期は、すでに復職している状態が想定されるため、これらの合併症による機能障害がないか注意深い観察が必要になります。

子宮体癌の治療 [7)]

どのような治療が行われるか

　図5に子宮体癌の進行期分類の概略を示します。子宮体癌の場合はあらゆる進行期において、原則として手術療法（子宮全摘出術＋両側卵巣・卵管摘出術＋骨盤リンパ節郭清）が推奨されています。Ⅰ期の一部の症例においては、腹腔鏡下手術や

Ⅰ期：癌が子宮体部に限局

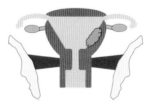

Ⅱ期：癌が子宮頸部に浸潤している

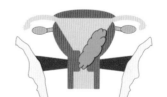

Ⅲ期：癌が子宮外の小骨盤やリンパ節に広がる

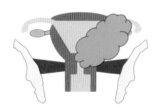

Ⅳ期：癌が膀胱・直腸、それ以外に広がる

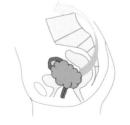

図5　子宮体癌の進行期分類

ロボット支援下手術が保険適応となっています。またⅡ期以上で子宮頸部に浸潤が認められる場合には、広汎子宮全摘出術を選択する必要があります。手術後に病理組織検査の結果を確認し、術後の再発リスクや残存病変の有無に応じて抗がん剤治療が追加されます。子宮体癌に対して使用される抗がん剤は、主にまたはパクリタキセル＋カルボプラチン療法またはアドリアマイシン＋シスプラチン療法です。

子宮体癌に対しても、妊孕性を考慮した対応が可能な場合があります。子宮内膜の組織診断が類内膜癌グレード1であり、なおかつ子宮筋層への浸潤が否定できる場合が該当します。その際、子宮内膜全面掻爬の後に黄体ホルモン療法が行われますが、治療無効例や再発例に注意する必要があります。

抗がん剤治療後に再発・再燃した子宮体癌に対しては、最近話題になっている免疫チェックポイント阻害薬の使用が考慮されます。MSI-High（高頻度マイクロサテライト不安定性：DNA のミスを修復する仕組みが働かない状態）の場合に、免疫チェックポイント阻害薬であるヒト化抗ヒト PD-1 モノクローナル抗体（ペムブロリズマブ製剤）を使用することが可能となっています。

治癒までの見通し

子宮体癌には原則として手術療法が行われ、進行期や術後再発リスクに応じて術後治療が検討されます。術後再発リスクが低い場合は手術療法のみで治療は終了となり、術後再発リスクが中～高リスク群に該当する場合には抗がん剤治療が行われます。術後の抗がん剤治療は3週ごと（約21日間隔）で行われることが多く、再発リスクを考慮して計3～6回の投与を継続することが一般的です。

切除困難または病巣の残存が予想される進行子宮体癌に対しても、上記の術後抗がん剤と同様の薬剤を使用し、3～4回の抗がん剤治療を先行させた後に手術療法を検討することもあります。外来受診の間隔は、初回治療を起点とし、1～3年目は1～4カ月ごと、4～5年目は6カ月ごと、6年目以降は1年ごとが目安とされています（表3）。

Part 2
9

子宮がん

表3 子宮体癌に対する一般的な治療経過

	初回治療	1カ月	2カ月	3カ月	4カ月	5カ月	6カ月	7カ月	8カ月	9カ月	10カ月
手術療法のみ	●	■		■				■			■
手術療法＋抗がん剤治療	●	▲	▲	▲	▲	▲	▲	■			■
抗がん剤治療を先行する場合	▲	▲	▲	▲	●			■			■

●：手術　▲：抗がん剤　■：外来再診
※経過は病状に応じて変わることがあります

治療に伴う副作用

　ここでは子宮体癌に対して行われる手術療法と、術後の抗がん剤治療による合併症や副作用について述べます。子宮体癌に対して行う術式は、単純子宮全摘出術＋両側卵管・卵巣摘出術＋骨盤リンパ節郭清＋傍大動脈リンパ節郭清（生検）です。子宮頸癌や卵巣癌に対しても両側卵管・卵巣摘出術や骨盤リンパ節郭清、傍大動脈リンパ節郭清（生検）を行うため、同様の合併症は子宮頸癌や卵巣癌の術後にも起こることがあります。未閉経の女性に対して両側卵管・卵巣摘出術を行った場合には更年期症状が出現し、骨盤リンパ節や傍大動脈リンパ節郭清（生検）を行った場合には下肢のリンパ浮腫が出現することがあります。

　子宮体癌はエストロゲンの刺激により増殖すると言われていますが、最近になり卵巣摘出後に出現する更年期症状に対してホルモン補充療法を推奨する意見も認められます。ホルモン補充療法を行うことで骨粗鬆症や脂質異常症などを予防でき、健康寿命の延伸が実現できると想定されているためです。しかし現在まで子宮体癌の治療後にホルモン補充療法を行うことの安全性や有効性は未だに証明されていません[8]。

　婦人科がんの手術に対して骨盤リンパ節郭清を行った場合、下肢のリンパ浮腫の発症頻度は報告により異なり、おおよそ20～30％の割合でリンパ浮腫が出現するとされています[9]。日本では約10万人のリンパ浮腫患者がいると推定されています。術後にリンパ浮腫が出現する時期の中央値は9カ月ですが、術後3年以上を経過した後に発症する患者もいます[10]。一般的な治療方法として、弾性ストッキング

の着用、用手的なリンパマッサージ、スキンケアが採用されています。

　子宮体癌に対して行われる抗がん剤治療には、パクリタキセル＋カルボプラチン療法またはアドリアマイシン＋シスプラチン療法が選択されます。共通する副作用は、白血球数の減少と脱毛です。白血球数の減少は毎回の治療後1〜2週目に起こります。また脱毛は1回目の治療後から2〜3週間経過した時期から認められます。パクリタキセル＋カルボプラチン療法には、治療後2〜3日目に出現する関節痛や筋肉痛があります。またアドリアマイシン＋シスプラチン療法の副作用として、治療後1〜2日目に出現する吐き気、治療後1週目以降の口内炎があります。

就業上の問題点

　子宮がんの一般的な治療と仕事の両立において、就業する上で明らかな禁忌に該当する状態はなく、多くの場合は個別に職場復帰の判断や適正配置の対応が求められます[11]。

　今日まで日本における婦人科がん患者の復職率は複数の文献で報告されています。Otaらのレビューにおいてがんの部位別の復職率が評価されており、その中の多くの文献で婦人科がん罹患者の復職率は85%を超えています[12]。これはほかのがん腫に比較し高い傾向にあるため、婦人科がんが疑われた、または診断された場合に早まって仕事を辞めないよう、医療機関のみならず産業保健のスタッフからも伝えていくことが重要です。また両立支援を行う上で個人情報の保護はもちろん大切ですが、とくに婦人科がんの場合は女性特有の臓器であるため、病名や治療内容を扱う場合には、さらなる個別の注意を払う必要があります。

職場に求められる配慮[13]

　治療と仕事の両立が比較的容易だと考えられる子宮がんの場合、職場に求められる配慮としては大きく分けて2つあります。1つ目は就労に伴う体調不良の出現や増悪を予防すること、2つ目は通院機会を保障してあげることです。

　抗がん剤治療後の体調の変化と術後の下肢リンパ浮腫を例に挙げます。抗がん剤治療後に出現する症状や副作用は、前述のように出現する期日を想定することが可能です。治療後数日で出現する吐き気、関節痛や筋肉痛、治療後1〜2週目に発症する白血球数の減少があります。吐き気を伴う時期の暑熱環境における作業や保護

Part 2
9
子宮がん

具着用による作業、また関節痛や筋肉痛を伴う時期の重量物を取り扱う作業や長時間姿勢を保持する作業などの回避が望まれます。

　術後のリンパ浮腫発症のきっかけとして、引越、育児や介護、旅行、オーバーワーク、長時間の立位や姿勢の保持が指摘されていますが、上記の作業などを行えば必ず発症するわけではありません。状態変化を見逃さないために、復職時や当該作業の復帰後も定期的な経過観察を行い、必要に応じて適正配置を検討していく必要があります。職場に対して過度な要求を迫ることは禁物ですが、労働者や医療機関からの情報を踏まえて適切な就業上の配慮がなされるよう、産業保健スタッフがバックアップしていくことが望まれます。

保健指導のポイント

　子宮がんは単一臓器から発生するがんですが、部位や進行期に応じて治療方法が大きく異なります。また女性特有の疾患であることから、情報の管理や共有の方法には一層の注意を払う必要があります[14]。しかし子宮がんは他のがん腫に比べ生存率や復職率が比較的良好だと考えられているため、産業保健における現場対応では、以下を心がけていただきたいです。

①労働者が早まって仕事を辞めないよう、両立支援体制の情報を提供する

②労働者とともに治療内容や治療後の経過観察の内容を確認し、事業者や医療機関との情報共有に備える

③女性特有の疾患であることを踏まえ、労働者と医療職の考えが異なることを意識した対応を心掛ける

　早まった判断による離職を防ぐため、寄り添う姿勢を持ちつつ、治療と仕事を両立するための社内制度の情報提供を行い、労働者とともに治療計画に関わる情報収集を心がけてください。入院などによる休業を要する場合は、治療に専念できるよう社内規則を確認し、必要に応じて労働者の同意を取得した上で人事労務担当者に対応を依頼することも可能です。放射線治療や抗がん剤の種類によっては、午前または午後の一部の時間で治療が行えます。必ずしも休業を要さない場合もあり、フレックス勤務等の社内制度を利用して治療が継続できる場合もあります。

　労働者や医療機関と早い段階から情報を共有することで、充実した両立支援体制の構築が見込まれます。子宮がんに対する両立支援は、女性特有の疾患であるがゆ

えの配慮が必要な場合もあります。乳がんに対する両立支援に比較し、婦人科がん
の両立支援の体制は未だに整備されていないため、今後も婦人科がんに対するさら
なる両立支援体制の充実が望まれます[15,16]。

（金城 泰幸・吉野 潔・松浦 祐介）

引用参考文献

1. 福井次矢ほか編. 今日の治療指針 2020 年版：私はこう治療している. vol. 62. 東京, 医学書院, 2020, 2,192p.
2. 国立がん研究センター がん情報サービス. がん登録・統計. 最新がん統計. 2019.
   https://ganjoho.jp/reg_stat/statistics/stat/summary.html
3. 森口次郎ほか編. 健康診断ストラテジー. 森晃爾ほか監修. 神奈川, バイオコミュニケーションズ, 2014, 357p（産業保健ストラテジーシリーズ 第 2 巻）.
4. 平成 20 年度厚生労働省がん研究助成金「がん検診の適切な方法とその評価法の確立に関する研究」班, 平成 21 年度厚生労働省がん研究助成金「がん検診の評価とあり方に関する研究」班. 有効性評価に基づく子宮頸がん検診ガイドライン. 2009.
   http://canscreen.ncc.go.jp/pdf/guideline/shikyukei-full0912.pdf
5. 日本産科婦人科学会, 日本産婦人科医会. 産婦人科診療ガイドライン：婦人科外来編 2017. 東京, 日本産科婦人科学会, 2017, 372p.
   http://www.jsog.or.jp/activity/pdf/gl_fujinka_2017.pdf
6. 日本婦人科腫瘍学会. 子宮頸癌治療ガイドライン 2017 年版. 東京, 金原出版, 2017, 224p.
   https://jsgo.or.jp/guideline/keigan2017.html
7. 日本婦人科腫瘍学会. 子宮体がん治療ガイドライン 2018 年版. 東京, 金原出版, 2018, 264p.
   https://jsgo.or.jp/guideline/taigan2018.html
8. Eday, KA. et al. 子宮内膜癌の既治療患者に対するホルモン補充療法. Cochrane Library Database of Systematic Reviews. 2018.
   https://www.cochranelibrary.com/cdsr/doi/10.1002/14651858.CD008830.pub3/full/ja（2020 年 1 月 26 日アクセス）
9. 加藤友康ほか. 子宮悪性腫瘍に対する骨盤・傍大動脈リンパ節郭清後の下肢リンパ浮腫の発生と予防. 日本産科婦人科学会雑誌. 54（5）, 2002, 814-8.
10. 宇津木久仁子. 知っておきたいリンパ浮腫の知識. 超音波検査技術. 41（4）, 2016, 407-12.
11. 神奈川芳行ほか編. 適正配置・両立支援ストラテジー. 第 2 版. 堀江正知監修. 神奈川, バイオコミュニケーションズ, 2019, 376p（産業保健ストラテジーシリーズ 第 3 巻）.
12. Ota, A. et al. Recent Status and Methodological Quality of Return-to-Work Rates of Cancer Patients Reported in Japan: A Systematic Review. Int J Environ Res Public Health. 16 (8), 2019, E1461.
13. 厚生労働省. 事業場における治療と職業生活の両立支援のためのガイドライン. 平成 31 年 3 月改訂版. 2019.
   https://www.mhlw.go.jp/content/11200000/000490701.pdf
14. 佐藤真由美ほか. 地方銀行に勤務している婦人科がんに罹患した女性労働者への治療と職業生活における両立支援の現状と課題. 埼玉医科大学看護学科紀要. 11（1）, 2018, 41-48.
15. 赤羽和久ほか. 医療現場におけるがん患者への積極的な就労支援活動と地域における就労支援ネットワーク形成. 癌と化学療法. 46（10）, 2019, 1486-1490.
16. 髙原悠子ほか. 化学療法中のがん患者の就労状況調査および治療と就労の両立支援の取り組み. 癌の臨床. 63（4）, 2017, 347-53.

Part 2
9

子宮がん

膀胱がん・前立腺がん

膀胱がんはこんな疾患

膀胱の内側は尿路上皮という粘膜に覆われています。膀胱がんは、その尿路上皮粘膜より発生する悪性腫瘍であり、病理組織学的には、その大部分が尿路上皮がんに分類されます。

疫学、リスク因子

2016年の膀胱がんの本邦における年齢調整罹患率は10万人あたり7.2人（男性12.9人、女性2.5人）となっています[1]。膀胱がんは男性に多く発生し、60歳頃から増加して、高齢になるほど多くなります。喫煙が最大のリスク因子であり、そのほかにも職業性発がん物質（芳香族アミンなど）への暴露も重要な因子です。

身体症状など

膀胱がんが発見される契機となる頻度の高い症状は、血尿と膀胱刺激症状（頻尿、排尿時痛など）です。血尿は、尿の色を目で見て認識できる「肉眼的血尿」と、尿検査でのみ赤血球を指摘できる「顕微鏡的血尿」とに分けられます。

どの検査値に異常が現れるか

尿沈渣で赤血球6以上（正常0〜5）/HPF（high power field）の顕微鏡的血尿を認めることがあります。膀胱がんの患者が肉眼的、顕微鏡的血尿を認めた頻度は、それぞれ82.4％、17.6％であったことが報告されています[3]。また、腹部超音波検査で尿が貯留した膀胱内に腫瘍を指摘できる場合もあります。残念ながら現在のところ、膀胱がんにおいては血液中の腫瘍マーカーはありません。一方で、尿中の腫瘍マーカーとしてNMP22、BTA testが保険適応になっていますが、偽陽性率が高く、臨床では診断の補助として用いられるにとどまっています。

膀胱がんの診断と治療

　膀胱がんを疑った場合、通常膀胱鏡検査と尿細胞診とが行われます。膀胱鏡検査は、外尿道口から細いカメラを膀胱まで挿入し、生理食塩水で膀胱を膨らませて、腫瘍の有無、個数、大きさ、部位、形状などを観察します。尿細胞診は排尿された尿の一部を用いて検査しますが、特異度は非常に高く、感度は低いのが特徴です。

どのような治療が行われるか

1 経尿道的膀胱腫瘍切除術（TURBT）

　膀胱内に腫瘍が認められた場合、まずは経尿道的膀胱腫瘍切除術（Transurethral resection of the bladder tumor；TURBT）が行われます。内視鏡を用いて膀胱内の腫瘍を電気メスで膀胱の内側から切除する方法です。この手術で得られた組織の病理検査の結果、膀胱がんの確定診断、組織型、悪性度、深達度（T病期）が判明します。膀胱がんの治療においては、この深達度が非常に重要であり、膀胱の筋層にがんが及んでいるかどうかで、「筋層非浸潤性がん」「筋層浸潤性がん」の2つに分けられます（図1）。

2 筋層非浸潤がんに対する治療

　筋層非浸潤性がんの場合は、TURBTが根治手術となります。転移を認めることは稀ですが、膀胱内に再発を生じやすい特徴があります。そのためリスクに応じて、再発や筋層浸潤性がんへの進展を抑えるため、抗がん剤やBCGの膀胱内注入療法が行われます。また、筋層非浸潤性がんでも、悪性度が高い場合は再度TURBTを施行したり、後に示す膀胱全摘除術の適応になることがあります。

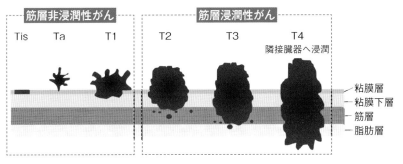

図1 膀胱がんのT病期

Part 2
10

膀胱がん・前立腺がん

③ 筋層浸潤性がんに対する治療

筋層浸潤性がんと診断された場合は、その広がりを調べるために CT、MRI、骨シンチグラフィなどの検査を行います。転移を認めない場合は根治治療の適応になります。膀胱がんに対する標準的な根治治療は「膀胱全摘除術」です。転移を認める、または隣接臓器や骨盤に浸潤し切除が難しい場合などは、後に示す薬物療法の適応となります。

1 膀胱全摘除術

膀胱全摘除術は「膀胱摘除術」および「骨盤内リンパ節郭清」と、膀胱を取り除くと新たに尿を体外へ導くための通り道を作る必要があり、これを「尿路変向術」と呼びます。従来は開腹手術として行われていましたが、近年になり腹腔鏡下膀胱全摘除術、さらに 2018 年 4 月にはダヴィンチを用いたロボット支援腹腔鏡下膀胱全摘除術が保険適応になりました。腹腔鏡下、ロボット支援腹腔鏡下手術は開腹手術よりも出血が少ないなど低侵襲で、制がん効果は同等であるとされていることから[4,5]、その手術数は増加しています。

膀胱全摘除術は泌尿器科で通常行われる手術の中でも最も侵襲の大きな手術のひとつです。手術時間は 6～8 時間、入院期間は 3～4 週間に及びます。また、膀胱がんの進行度によっては予後改善のため、抗がん剤による術前／術後補助療法を行う場合があります。膀胱全摘除術後は一般的に、半年に 1 回、術後 5 年間程度は CT などで経過観察を行います。

①膀胱摘除術

膀胱摘除術では通常膀胱と一緒に、男性であれば前立腺、精嚢、女性であれば子宮、卵巣、腟の一部を摘出します。さらに症例によっては陰嚢と肛門の間に約 5cm の創を入れ、尿道も一緒に摘出します。

②尿路変向術

尿路変向術の種類としては、①尿管皮膚瘻、②回腸導管、③自排尿型代用膀胱の 3 種類があります（図2）。

・尿管皮膚瘻

尿管の断端をそのまま皮膚に開口させる方法です。

・回腸導管

小腸（回腸）の一部を導管として使う方法で、尿管をこの導管に吻合し、腸の蠕

Part 2　出会う頻度の高い
疾患の知識

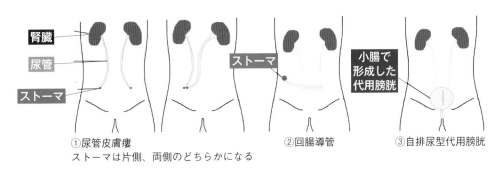

①尿管皮膚瘻
ストーマは片側、両側のどちらかになる

②回腸導管

③自排尿型代用膀胱

図2　尿路変更術

動運動を利用して尿を体外へ出します。手術手技が比較的簡単であること、合併症が少ないことから、古くからある方法ですが、今でも利用されることが多い安全で一般的な方法です。

・自排尿型代用膀胱

小腸を袋状に形成して膀胱を作成し、そこに尿管と尿道を吻合します。この方法はストーマがなく、腹圧により随意的に尿道から排尿できるのが特徴です。

■4 転移を有する、あるいは切除することが困難な膀胱がんに対する治療

1 抗がん剤

シスプラチンとゲムシタビン塩酸塩を用いたGC療法が、膀胱がんに対する一次治療として広く行われています。GC療法は1コース4週間で、入院して行うことが多いですが、その一部を外来で行っている施設もあります。主な副作用は骨髄抑制、食思不振、嘔気、脱毛などです。

2 免疫チェックポイント阻害薬

従来GC療法などの一次治療後に再発または進行した膀胱がんに対しては、定まった二次治療が存在していませんでした。しかし、2017年12月にPD-1抗体であるペムブロリズマブの使用が本邦で承認され、二次治療の標準治療薬になっています。ペムブロリズマブを含む免疫チェックポイント阻害薬に特有の有害事象として、免疫関連有害事象が出現することがあります。特徴としては、それぞれの有害事象は頻度が低いものがほとんどであるものの、全身多岐にわたり出現し、さらに発現の時期を予測することが難しいため、ときに適切な対応や対処の遅れが致命的となることもあります。

Part 2
10
膀胱がん・前立腺がん

就業上の問題点と職場に求められる配慮

1 ストーマ装具の交換

　尿路変向のうち、尿管皮膚瘻と回腸導管は尿をためることができませんので、腎臓で作られた尿は持続的にストーマから流れ出ます。そこでストーマ用の専用の袋（ストーマ装具）を直接ストーマの周りの腹部に貼り、出てきた尿を受け止めます。ストーマ装具は通常2～3日に1回交換しますが、不意に装具が剥がれたり、破損したときには、仕事中でも交換する必要があります。ストーマ装具の交換時は腹部を露出する必要があり、装具以外にも交換に道具を要しますので、プライベートを保持できる場所の確保が必要です。

2 定期的な排尿

　自排尿型代用膀胱の場合、ストーマはありませんので、装具を貼る必要はありませんが、尿意がないため時間を決めて排尿する必要があります。したがって、トイレに定期的に行くことができるよう、職場や職務内容を調整する必要があります。

3 傍ストーマヘルニア発生の防止

　回腸導管では導管が腹壁を貫通する部分の筋膜が弱くなり、術後に傍ストーマヘルニアが発生することがあります。また、発生のリスク因子のひとつとして腹圧が挙げられるため[6]、腹圧が強くかかるような作業を業務内容に含む場合は、調整が望ましいと考えられます。また、尿管皮膚瘻はストーマ径が小さいこと、腹膜外を通ることから、通常発生しません。

4 ストーマの圧迫

　作業着や作業ポケットなど、体への装着物がストーマを圧迫することや、重量物の運搬などの作業の際にも同様にストーマが圧迫されることを避けるようにします。ベルトがストーマに当たる場合は、サスペンダーを利用するなどの工夫を行います。

5 手術に伴う体力の低下

　膀胱全摘除術は長時間かつ侵襲が大きく、入院期間も他の手術に比較し長期に及ぶことから、個人差はありますが、体重の減少、筋力、体力の低下などが生じ得ます。したがって、業務が体力的に可能なレベルに回復するまで、就業時間や作業強度の軽減を考慮する必要があります。

６ その他

　倦怠感など、抗がん剤の副作用が原因で業務に支障が出るときは、負荷軽減や業務内容の調整が必要になります。抗がん剤による脱毛で、帽子やウィッグを希望される方もおられますので、職場での配慮が必要です。抗がん剤などによる治療中はもちろんのこと、治療後の経過観察についても、受診機会の確保が重要です。

保健指導のポイント

　基本的に食べてはいけないもの、してはいけないことはありません。また、体外の水がストーマの中に入ることはありません。シャワーや入浴も可能です。

１ 尿量の確保

　尿路変向を行うと、健常人と比較し尿路感染や尿路結石のリスクが高くなります[7]。尿量が少ないと尿路感染や尿路結石を生じやすくなるので、一日尿量 2,000mL 以上になるよう、目安として食事以外に一日 2,000mL 以上の水分を摂取するように指導します[8]。とくに夏季や、高温職場では発汗により尿量が減少しやすいので注意が必要です。

２ 肥満の予防、過度な腹圧の回避

　肥満も腹圧とともに、傍ストーマヘルニア発症のリスク因子の一つであり[6]、食事、運動指導を行います。ただし、腹圧も同様にリスクになるので、過度な腹圧がかかるような運動は避けるよう注意が必要です。

３ 血尿への対応

　前述のように血尿は膀胱がんの症状として頻度が高く、検診での顕微鏡的血尿やとくに肉眼的血尿を認める際には泌尿器科への受診を指導すべきです。

前立腺がんはこんな疾患

　前立腺は男性にのみ存在し、尿道の一部を形成し排尿に関わります。また、精液の一部である前立腺液を分泌する役割も有しています。前立腺がんは前立腺液を産生する前立腺上皮が悪性化したものです。

疫学、リスク因子

　2016 年の前立腺がんの本邦における年齢調整罹患率は 10 万人あたり 68.3 人で、

Part 2
10
膀胱がん・前立腺がん

大腸がん、胃がんについで男性がんの中で第3位でした。前立腺がん罹患のリスク因子としては家族歴が存在し、前立腺がんへの罹患リスクが2.4〜5.6倍高くなるとされています[9]。

身体症状など

早期の前立腺がんは、多くの場合、自覚症状がありません。しかし、進行すると血尿や骨転移による腰痛などを認めることがあります。

どの検査値に異常が現れるか

前立腺がん発見の契機として最も多いのは、検診や人間ドックでのPSA（prostate specific antigen：前立腺特異抗原）の高値です。PSAは精液の中に含まれますが、がんや炎症により前立腺組織が壊れるとPSAが血液中に漏れ出し、増加します。PSAの基準値は一般的には0〜4.0ng/mLとされており、PSA値が高いほど前立腺がんが存在する可能性が高くなります。

前立腺がんの診断と治療

前立腺がんを疑った場合はPSA測定のほか、直腸診と経直腸的超音波検査が行われます。また、MRIも前立腺がんの描出に有用です。前立腺がんの確定診断は、前立腺生検にて行われます。これは前立腺を超音波で観察しながら、細い針で10〜12カ所の前立腺組織を採取するものです。前立腺がんと診断された場合、CT、骨シンチグラフィなどで前立腺がんの広がり（病期）を調べます。

どのような治療が行われるか

前立腺がんの治療方針は、病期の他、PSA値、前立腺がんの悪性度（グリーソンスコア）などの腫瘍因子と、患者因子（年齢、期待余命、合併症など）を合わせて検討します。

1 監視療法

見つかった前立腺がんが転移を有さず、しかも小さく、悪性度が低い場合に選択肢のひとつになります。治療を開始しなくても余命に影響がないと判断される場合に、経過観察を行いながら過剰な治療を防ぐ方法です。病勢進行の兆しが認められ

た場合には、治療の開始を検討します。

2 根治療法

前立腺がんを根治するための治療としては、手術（前立腺全摘除術）と放射線療法とがあります。これらを行った後は、PSA値を定期的（3〜6カ月ごと）に測定し、経過観察を行います。前立腺がんでは根治治療後の経過観察の際に、CTなどの画像検査は定期的には行いません。

1 前立腺全摘除術

前立腺および精嚢を一塊として摘出し、尿道と膀胱を吻合する手術です。従来は開腹手術により行われていましたが、近年になり腹腔鏡下前立腺全摘除術、さらに2012年にはダヴィンチを用いたロボット支援腹腔鏡下前立腺全摘除術が保険適応になり、その施行症例数は急速に増加しています。腹腔鏡下、ロボット支援腹腔鏡下手術は開腹手術と同等の制がん効果を得ることができ[10]、より低侵襲で、早期の社会復帰が可能であるとされています[11,12]。前立腺全摘除術の手術時間はおよそ3〜5時間で、入院期間は10日程度です。また、前立腺がんの進行度によっては予後改善のため、術後にホルモン療法や放射線療法が行われることがあります。

・術後合併症

前立腺全摘除術の術後合併症としては、尿失禁と性機能障害が重要です。また、ロボット支援腹腔鏡下手術は、それ以外の手術よりも、術後に生じる尿失禁が早期に改善し、性機能障害の改善率も良いことが報告されています[13,14]。

①尿失禁

前立腺と尿道括約筋は近接しており、手術時に尿道括約筋がダメージを負うことで、腹圧時に尿が漏れる腹圧性尿失禁を生じることがあります。ロボット支援腹腔鏡下手術などによる技術向上が可能となった現在でも、完全に防ぐことは難しいのが現状です。

②性機能障害

前立腺の周囲には、勃起に関係のある神経が存在し、手術により神経がダメージを受けることにより術後に勃起障害が生じます。

2 放射線療法

前立腺に放射線を照射する治療で、十分な放射線照射ができれば根治性に関しては手術とほぼ同等とされています。放射線の照射の方法には、体の外から放射線を

照射する方法（外照射療法）と、放射線源を前立腺の中に入れ、内部から放射線を照射する方法（組織内照射療法）とがあります。

一般的に、体への負担は手術よりも軽く、手術の主な合併症である失禁や性機能障害が生じる可能性は手術より低いとされています。しかしその一方で、他の治療法には認められない放射線特有の合併症である、放射線性直腸炎（症状：下血、直腸狭窄による便の通過障害など）、放射線性膀胱炎（症状：血尿、膀胱の萎縮など）などが生じる可能性があります。また、これらの副作用は数カ月、数年たってから出現することもあります。

・外照射療法

治療範囲を前立腺の形に合わせることで、直腸や膀胱などの周囲臓器への照射量を減らす三次元原体照射や、その進化形である強度変調放射線治療（IMRT）が用いられることもあります。一般的に、一日1回、週5回で7～8週間程度の治療期間を要し、治療は通院でも行うことができます。

放射線の種類はX線が主流ですが、そのほかにも粒子線（陽子線、重粒子線）があります。粒子線は体の深部にその線量のピークを設定できることから、前立腺以外の周囲臓器への被曝線量を抑えることができるとされています。本邦でも2018年4月から重粒子線による治療が保険適応になりましたが、施行可能な施設には限りがあります。またX線を使用した放射線療法に対する優位性は、現在のところ確立していません。

・組織内照射療法

永久的に埋め込む方法（密封小線源療法）と、一時的に埋め込む方法（高線量率組織内照射法）とがあります。密封小線源療法は、弱い放射線を出す小さな線源（直径0.8mm、長さ4.5mm）を直接前立腺内に挿入します。この線源は前立腺内に挿入したままとなりますが、放射線は自然に弱まり、1年後にはほぼゼロになります。周囲の人にはほとんど影響はありません。治療は数日の入院にて行われます。

3 薬物療法

薬物療法は前立腺がんの病勢を抑制することはできますが、根治することはできません。そのため薬物療法は通常、転移を有するなど根治療法の適応とならない症例や、根治療法後の再発症例、高齢や合併症により期待余命が短い症例を対象に行われます。

　前立腺がんには、アンドロゲン（男性ホルモン）の刺激で病気が進行する性質があります。ホルモン療法は、精巣や副腎から分泌されるアンドロゲンの分泌や働きを妨げる薬によって前立腺がんの勢いを抑える治療です。ホルモン療法は通常外来通院で行われます。また、ホルモン療法は長く続けていると、徐々にその効果が弱くなります。この状態を「再燃」と呼び、再燃した前立腺がんを「去勢抵抗性前立腺がん」と称します。

　ホルモン療法の副作用には、ホットフラッシュ（のぼせ、ほてり、急な発汗）、性機能障害、骨密度の低下などがあります。治療によってアンドロゲンが低下し、相対的に男性にも存在する女性ホルモンが多い状態となり、女性化乳房が生じることもあります。

　また、以前は去勢抵抗性前立腺がんに対する治療には、女性ホルモン薬やステロイド薬が用いられていましたが、その種類や効果は限られたものでした。しかし近年、新規ホルモン治療薬、抗がん剤などによる治療の出現により、治療選択肢が増加し、予後が改善しています（ 表1 ）。

就業上の問題点と職場に求められる配慮

1 前立腺全摘除術後の尿失禁

　術後に腹圧性尿失禁が存在するときは、尿とりパットやオムツを使用します。腹圧性尿失禁の程度が重く、頻回にパットを交換する必要があり、業務に支障を来す場合は、腹圧のかかりにくい業務内容への調整を検討します。ただし、腹圧性尿失禁は術後時間の経過とともに徐々に改善することが多いので、適宜業務内容の見直

表1　去勢抵抗性前立腺がんの治療に用いられる薬剤

薬剤名（商品名）	投与方法	主な副作用
エンザルタミド（イクスタンジ®）	経口	疲労感、食思不振など
アビラテロン酢酸エステル（ザイティガ®）	経口	肝障害、浮腫、高血圧など
アパルタミド（アーリーダ®）	経口	疲労感、皮疹、食思不振など
ドセタキセル水和物（タキソテール®など）	経静脈的	骨髄抑制、しびれ、脱毛、食欲不振など
カバジタキセル（ジェブタナ®）	経静脈的	骨髄抑制、下痢など
塩化ラジウム223Ra（ゾーフィゴ®）	経静脈的	骨髄抑制、悪心・食思不振、骨痛、疲労など

しが必要です。

2 放射線療法による膀胱刺激症状

放射線療法中、または治療後に頻尿、尿意切迫感（我慢できない急な強い尿意）などの膀胱刺激症状を生じることがあります。症状が強い場合は、トイレが近い職場、トイレにいつでも行くことができる業務内容などを考慮する必要があります。また、通常放射線療法が終了すると症状は徐々に改善するため、適宜業務内容の見直しが必要です。

3 体力の低下

前立腺全摘除術は膀胱全摘除術に比べると、手術侵襲は軽度で入院期間も短期であるため、体重の減少、筋力、体力の低下は多くの場合軽度ですが、職場復帰直後は体調に応じて時短勤務などを考慮する必要があります。

4 薬物療法の副作用

前述のホットフラッシュ、性機能障害、骨密度の低下以外にも、薬剤によってさまざまな副作用があり（p205 表1）、症状と業務内容への影響を鑑みて、適宜調整が必要です。

5 頻回の外来通院

抗がん剤による治療中や、とくに放射線外照射療法中は頻度の高い通院を要するため、通院機会の確保に配慮が必要です。

保健指導のポイント

1 PSA 検診の受診

PSA 検査を基盤とした前立腺がん検診の実施により前立腺がん死亡率が低下することが証明されているので[15]、50歳を超えた従業員には前立線がん検診を受けるように勧めるのが望ましいでしょう。ただし、前立腺肥大症治療薬のうち、5α還元酵素阻害薬であるデュタステリド（アボルブ®）、ステロイド性抗アンドロゲン薬であるクロルマジノン酢酸エステル（プロスタール®）、男性型脱毛症治療薬であるフィナステリド（プロペシア®）は PSA 値を低下させます。個人や内服期間にもよりますが、PSA 値はおよそ50％低下するため、これら薬剤を内服している場合は測定値が基準値以下でもその解釈に注意が必要です。

2 食事、運動指導

　ホルモン療法により、体重の増加、内臓脂肪・皮下脂肪の増加、コレステロール、中性脂肪、ヘモグロビン A1c の上昇が生じ得ます[16]。ホルモン療法を施行中の従業員には、それを踏まえた指導が望ましいと考えられます。とくに、糖尿病や脂質代謝異常症など、生活習慣病の既往がある場合は注意が必要です。

（富崎 一向・藤本 直浩）

引用参考文献

1.　国立がん研究センター がん情報サービス. 全国がん罹患データ（2016）.
　　https://ganjoho.jp/reg_stat/statistics/dl/index.html
2.　Nakano, M. et al. An epidemic of bladder cancer: ten cases of bladder cancer in male Japanese workers exposed to ortho-toluidine. Journal of occupational health. 60（4）, 2018, 307-11.
3.　Edwards, TJ. et al. A prospective analysis of the diagnostic yield resulting from the attendance of 4020 patients at a protocol-driven haematuria clinic. BJU international. 97（2）, 2006, 301-5; discussion 5.
4.　Khan, MS. et al. A Single-centre Early Phase Randomised Controlled Three-arm Trial of Open, Robotic, and Laparoscopic Radical Cystectomy（CORAL）. European urology. 69（4）, 2016, 613-21.
5.　Novara, G. et al. Systematic review and cumulative analysis of perioperative outcomes and complications after robot-assisted radical cystectomy. European urology. 67（3）, 2015, 376-401.
6.　Farnham, SB., Cookson, MS. Surgical complications of urinary diversion. World journal of urology. 22（3）2004, 157-67.
7.　Lee, RK. et al. Urinary diversion after radical cystectomy for bladder cancer: options, patient selection, and outcomes. BJU international. 113（1）, 2014, 11-23.
8.　Fink, HA. et al. Diet, fluid, or supplements for secondary prevention of nephrolithiasis: a systematic review and meta-analysis of randomized trials. European urology. 56（1）, 2009, 72-80.
9.　Kicinski, M. et al. An epidemiological reappraisal of the familial aggregation of prostate cancer: a meta-analysis. PloS one. 6（10）, 2011, e27130.
10.　Novara, G. et al. Systematic review and meta-analysis of studies reporting oncologic outcome after robot-assisted radical prostatectomy. European urology. 62（3）, 2012, 382-404.
11.　Novara, G. et al. Systematic review and meta-analysis of perioperative outcomes and complications after robot-assisted radical prostatectomy. 前掲書 10. 431-52.
12.　Sugihara, T. et al. Robot-assisted versus other types of radical prostatectomy: population-based safety and cost comparison in Japan, 2012-2013. Cancer science. 105（11）, 2014, 1421-6.
13.　Ficarra, V. et al. Systematic review and meta-analysis of studies reporting potency rates after robot-assisted radical prostatectomy. 前掲書 10. 418-30.
14.　Ficarra, V. et al. Systematic review and meta-analysis of studies reporting urinary continence recovery after robot-assisted radical prostatectomy. 前掲書 10. 405-17.
15.　Schroder, FH. et al. Screening and prostate cancer mortality: results of the European Randomised Study of Screening for Prostate Cancer（ERSPC）at 13 years of follow-up. Lancet. 384（9959）, 2014, 2027-35.
16.　Mitsuzuka, K. et al. Influence of 1 year of androgen deprivation therapy on lipid and glucose metabolism and fat accumulation in Japanese patients with prostate cancer. Prostate cancer and prostatic diseases, 19（1）, 2016, 57-62.

Part 2
10

膀胱がん・前立腺がん

白血病

白血病はこんな疾患

白血病は血液疾患のうち、骨髄造血幹細胞ががん化（腫瘍化）した病気で、血液内科が担当する薬物療法で治癒可能な疾患のひとつです（図1）。その原因として、放射線被曝、有機溶剤などの化学物質、HTLV-I や EB ウイルスなどのウイルス感染、喫煙が知られていますが、大部分は依然として原因不明です。

近年、多くのがん患者は手術だけでなく抗がん薬や放射線による治療を受けており、数年後に治療関連2次性白血病を発症することが注目されています。これは放射線や抗がん薬によって造血幹細胞の遺伝子（DNA）にキズが入った場合、造血幹細胞は容易にがん化しやすく、白血病に至ることを示しています。造血幹細胞はがん化しやすい細胞であり、白血病細胞に認められる遺伝子異常の蓄積は固形がんに比較して少なく、若年者や小児でも白血病が発症する理由を説明しています。

発症年齢・頻度

白血病は小児期から若年成人にも発症しますが、白血病もほかのがんと同様に加齢とともに増加し、高齢者に多く見られます。とくに高齢者白血病では、発症前に貧血などの血球の減少と細胞形態の異型とを示すことがあり、この状態を骨髄異形成症候群（myelodysplastic syndrome；MDS）と呼びます。ただし、MDS から白血病に移行する割合は 20～30％程度であり、移行までの期間は数カ月から数年間までとさまざまで、徐々に正常血球の形態異常が進行し、白血病芽球が増加します。さらに、遺伝子異常や染色体異常についても、高齢者白血病は 7 番染色体欠失（モノソミー7）を含んだ複雑な染色体異常を呈することが多く、治療抵抗性です。

国立がん研究センターがん情報サービス[1] によると、2014 年の部位別罹患率は人口 10 万人あたり男性 11.7 人（総数 7,227 人）、女性 7.6 人（総数 4,967 人）であり、男性に多い傾向があります。2017 年の年間部位別死亡率は人口 10 万人あたり

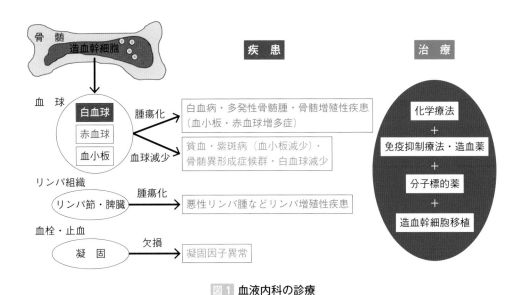

図1 血液内科の診療

男性 8.6 人、女性 5.2 人とされます。2006～2008 年に診断された人の 5 年相対生存率は全がんで男性 59.1％、女性 66.0％であり、白血病では男性 37.8％、女性 41.5％です。以前から白血病は難治もしくは不治の病として知られてきました。全がんの中で見ると白血病の生存率は低いですが、近年の医療進歩によって白血病は治癒可能となり、現代医学においても薬だけで治癒可能な数少ないがんのひとつです。

病型分類

白血病は、大きく慢性白血病と急性白血病に分類され、さらに骨髄性およびリンパ性に分類されます。すなわち

・慢性骨髄性白血病（chronic myeloid leukemia；CML）

・慢性リンパ性白血病（chronic lymphocytic leukemia；CLL）

・急性骨髄性白血病（acute myeloid leukemia；AML）

・急性リンパ性白血病（acute lymphocytic leukemia；ALL）

の 4 型が存在します。がん化した細胞の性質によって治療方法や予後が異なります。CML、CLL、AML は中高年から高齢者に多く、ALL は小児に多いことが知られており、成人急性白血病の約 80％は AML です。また、MDS から移行する白血病のほとんどは AML であるため、MDS/AML は高齢者に多発します。

身体症状など

1 慢性白血病

　慢性白血病の生命予後は良好で、発症後数年経って血液異常があっても臨床症状はないことが多く、採血検査の血算で白血球数（正常値 3,000〜8,000/ μL）が数万に増加して初めて気づかれ、発見されることがしばしばあります。このため、職場健診をきっかけにして診断されることは稀ではありません。とくに、全身症状はなく、感染症でもない原因不明の白血球増加が見られた場合は、慢性白血病を鑑別診断として精査を勧めることが必要です。

　進行すると造血機能が低下し、貧血症状（倦怠感・動悸・息切れ）および出血症状（紫斑［皮膚出血斑］・歯肉出血・鼻出血・過多月経）が見られ、血小板数2万以下/ μL では重篤な出血の危険性があります。進行するには通常5年以上が必要で、臨床症状はありません。さらに、無顆粒球症（好中球 100〜500/ μL 以下）による感染徴候は、まずみられることはありません。なお、CLL ではリンパ球の機能異常があるために、細菌だけではなくウイルスや真菌による日和見感染を合併しやすいので注意が必要です。進行すると白血病細胞の浸潤によるリンパ節や肝臓・脾臓の腫大を合併します。これらは無痛であることがほとんどですが、増悪すると腹痛や腹部膨満感を来します。

2 急性白血病

　慢性白血病と比較して、症状が激しく進行も早く、日や週の単位で増悪する貧血や出血が見られ、無顆粒球症から生じる日和見感染に伴う発熱を合併します。腫瘍熱として腫瘍由来の発熱を生じることもあります。とくに急性前骨髄球性白血病（acute promyelocytic leukemia；APL）では、凝固・線溶系異常による播種性血管内凝固症候群を合併し、致死的な脳・肺や消化管の出血を来します。このほか、白血病細胞の浸潤によるリンパ節腫大や皮膚腫瘍、肝脾腫、胸腺腫大、歯肉腫脹（単球性白血病に多い）が進行とともに生じ、中枢神経を含め多臓器への転移が見られます。慢性白血病と異なり、急速な全身状態の悪化を伴う白血球増加において貧血や血小板減少を伴えば急性白血病が疑われ、重篤な感染・出血や臓器転移を来す前に緊急に専門医に紹介する必要があります。

どの検査値に異常が現れるか

1 慢性白血病

　CML の末梢血所見は、好酸球・好塩基球の増加を伴った各成熟段階の顆粒球の増加であり、各成熟段階とは骨髄球などの幼若顆粒球を指し、成熟好中球の増加を主として数％の骨髄球が見られます。このため、顆粒球は末梢血白血球の 90％以上を占めます。貧血があり、血小板数は増加します。診断は顆粒球に BCR/ABL 融合遺伝子が証明できれば確実です。

　CLL は小型から中型の CD5 陽性の異型を有する成熟 B リンパ球の末梢血での増加を証明できれば診断となります。白血球数は CML と同様に数万に増えていることが多く、鑑別診断として、CD5 陽性マントル細胞リンパ腫の白血病化があり、後者では免疫グロブリン重鎖と Cyclin D1 遺伝子の融合が見られ、鑑別できます。

2 急性白血病

　急性白血病の最も重要な末梢血所見は、異型の著明な未分化芽球の増加です。好中球・血小板・赤血球の減少も重篤であり、しばしば致死的となって輸血を必要とします。血色素 6 から 7g/dL（正常値：男性 13 以上、女性 11 以上）、血小板数 1 ～2 万 /μL 未満（正常値：13 万～35 万）まで減少します。

　AML 芽球の特徴はミエロペルオキシダーゼ染色に陽性であり、アウエル小体を時に認めます。一方、ALL 芽球の特徴はミエロペルオキシダーゼ陰性芽球でアウエル小体はありません。フローサイトメトリーによる芽球の表面抗原解析を用いることで、AML と AL の鑑別診断は確度が高くなります。

白血病の治療

　診断時には、白血病細胞は患者体内に 1 兆個程度存在すると考えられています。治癒にはこの腫瘍細胞をゼロに近づける必要があります。治療の基本は抗がん薬で、寛解導入療法として腫瘍量を一気に 1,000 分の 1 以下に減少させることが重要です。これに成功すると正常な血液が回復し症状は軽快します。これを寛解といいます。寛解到達後は、地固め・強化や維持療法を行っていき、腫瘍細胞の根絶を目指します（図2）。

Part 2
11

白血病

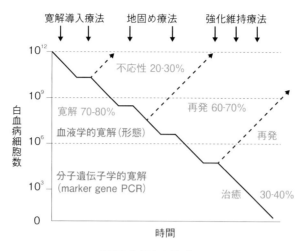

図2 寛解から治癒へ

1 慢性骨髄性白血病の治療

　CML はほぼ全例が数年以内に急性転化し、急性白血病となるので治療が必須です。CML 細胞はチロシンキナーゼである BCR/ABL 融合タンパクを特異的に発現しており、BCR/ABL は CML のドライバー遺伝子異常で、これを標的とした BCR/ABL 融合タンパクチロシンキナーゼ特異的阻害薬（tyrosine kinase inhibitor；TKI）の内服が原則です。TKI には第一世代としてイマチニブメシル酸塩、第二世代としてダサチニブ水和物・ニロチニブ塩酸塩水和物・ボスチニブ水和物、第三世代としてポナチニブ塩酸塩があります。イマチニブ・ダサチニブ・ニロチニブの 3 種類は初発 CML に保険適応があり、再発・難治性もしくは治療不耐容例にはボスチニブもしくはポナチニブが保険適応です。

　治療抵抗例では BCR/ABL 融合遺伝子に点突然変異が付加されている場合があり、それぞれの TKI は BCR/ABL の点突然変異への異なる感受性を有しています。とくにポナチニブは最も強力な TKI 耐性である T315I 遺伝子変異を有する BCR/ABL にも有効です。一般的に第二および三世代 TKI はイマチニブに比較して速やかな寛解をもたらしますが、耐糖能異常、肝障害、膵臓障害、心障害、血管毒性などの重篤な有害事象が引き起こされ、使用が困難となる場合があります。

　治療開始後は、血糖値、肝・腎機能、心機能、心電図、胸部 X 線撮影を、治療初期には 2〜3 カ月ごと、長期的には 6 カ月〜1 年ごとに測定します。とくに心・血管障害は致死的となるため、血糖・血圧管理、高脂血症対策、肥満の防止は重要

です。有害事象はそれぞれの TKI においてその頻度が異なり、治療効果だけでなく、合併症を考慮して有害事象をモニターし、適切な TKI を選択していきます。

　CML 治療では末梢血 PCR を用いて特異的な BCR/ABL 融合遺伝子異常（BCR/ABL IS 測定）を腫瘍量モニターし、治療目標として 4 Log（0.01％以下）以上の減少、深い分子遺伝学的寛解（deep molecular response；DMR）を得ることが長期予後に重要で、DMR では 90％以上の 5 年無病生存率が得られます。理想的には 5 Log 以上の減少が求められ、完全分子遺伝学的寛解（complete molecular response；CMR）と呼ばれています。最近では治療開始 3 カ月での 10％未満および 6 カ月で 1％未満への腫瘍量減少が予後良好を示し、Optimal response と定義されています[2]。

　TKI 抵抗性である T315I 点変異を有する症例や、急性白血病への移行例は、同種造血幹細胞移植の絶対適応です。治療途中で効果不十分な場合は、BCR/ABL 遺伝子点突然変異（保険適応外）や、イマチニブを用いていればトラフ値（保険適応）の測定が勧められます。

　一方、CML では薬物療法では異常 CML 幹細胞の消失は不可能と考えられ、生涯 TKI を内服することが原則でしたが、近年の研究で 2 年間以上の CMR を維持できた例で TKI を中止したところ、40〜60％の症例で中止後も寛解が維持できています[3]。このように、CML の治療目標は無病生存の概念が無治療無病生存へと変わりつつありますが、中止後再発例も見られており、中止にあたっては TKI による副作用などの臨床的理由と頻回の BCR/ABL のモニターを必要とします。

2 慢性リンパ性白血病の治療

　CLL は低悪性度のリンパ性腫瘍で、CML と異なり、急性転化も稀なために初期からの治療が生存期間を延ばす事実はありません。無症状の病初期は無治療経過観察である Watch and Wait を原則とします。この場合、進行とはリンパ球数が関係せず、貧血（血色素 10 もしくは 11g/dL 以下）もしくは血小板減少（10 万/μL 未満）の場合をいいます。IWCLL（The International Workshop on Chronic Lymphocytic Leukemia）は、治療開始基準として上記に加え、活動性の定義として以下の 5 項目のうち少なくとも 1 項目を満たすことが提言されています[4]。

①造血不全の進行性貧血、血小板減少

②季肋下 6cm 以上の脾腫

③10cm 以上のリンパ節腫大

④2週間ごとの測定で、2カ月で50%以上増加もしくは倍化速度が半年以内である
末梢血リンパ球の増加（ただし、3万以下では長期観察が必要）

⑤体重減少・盗汗・発熱の臨床症状

標準治療は CML と同様に内服治療が原則です。B 細胞受容体シグナル阻害薬であるイブルチニブ内服が標準治療であり、予後不良遺伝子異常である TP53 変異（17p 欠失）を有する CLL にも有効性が証明されています[5]。

2019 年、わが国でも B 細胞リンパ腫−2 タンパク阻害薬であるベネトクラクス内服が保険承認され、イブルチニブ抵抗例にもベネトクラクスと抗 CD20 抗体製剤であるリツキシマブの併用療法の有効性が期待されています。有害事象としては、急性期に腫瘍崩壊症候群、不整脈やその後の正常血球の減少に注意を要します。注射薬としてはベンダムスチン塩酸塩とリツキシマブの併用（BR）療法やオファツムマブがあります。

3 急性白血病の治療

病型によって異なりますが、重篤な合併症を持たない成人急性白血病の寛解率は60〜80%です。しかし、急性白血病の治療は強力で、輸血も必要であり、慢性白血病とは異なって長期入院が必要です。

1 急性骨髄性白血病の治療

成人 AML の世界標準の寛解導入療法は、シタラビン 7 日間持続点滴静注に、アントラサイクリン系のイダルビシン塩酸塩もしくはダウノルビシン塩酸塩の点滴静注を 3〜5 日間加えた併用療法です[6]。地固め療法として、シタラビンと異なるアントラサイクリン併用療法、トポイソメラーゼⅡ阻害薬であるエトポシド、ビンカアルカロイドも追加されます。t（8；21）、inv16 や t（16；16）の CBF（core-binding factor）関連 AML に対しては、シタラビン大量療法による 3 コースの地固め療法が世界標準となっています[7]。

AML の予後は染色体異常に規定され、染色体複雑核型異常、−7、−5/5q−、17p 異常、3q 異常、t（6；9）は予後不良で、寛解率低下および再発率増加をもたらします。一方、約25%の AML は染色体正常核型ですが、遺伝子解析の結果から、FLT3 遺伝子変異例は予後不良です。この遺伝子変異例に対し、FLT3 阻害薬であるギルテリチニブフマル酸塩、キザルチニブ塩酸塩の内服が、世界に先駆けてわが

国で使用可能となっています。FLT3 阻害薬では血球減少と肝障害や QT 延長など
に気を付けて使用することが求められます。

染色体相互転座 t（15：17）もしくは PML/RARA 融合遺伝子を有する APL は、
レチノイドであるトレチノイン内服による分化誘導療法が標準であり、再発や分化
誘導症候群のリスク[8]に応じてアントラサイクリン系薬やシタラビンが併用されま
す[9]。高リスクは治療前の白血球数 1 万以上とされており、アントラサイクリンと
シタラビンの併用が再発率を低下させます。再発例では亜ヒ酸が有効であり、80〜
90％の再寛解率が得られています。

2 急性リンパ性白血病の治療

成人 ALL の特徴は、20〜30％にマイナーBCR/ABL 融合遺伝子もしくはフィラ
デルフィア染色体もしくは染色体相互転座 t（9：22）が見られ、年齢が高くなると
高率となることです。陽性例では寛解導入療法に BCR/ABL 融合タンパクチロシ
ンキナーゼ特異的阻害薬であるイマチニブ、ダサチニブもしくはポナチニブを用い
ます。そのうち T315I 陽性例ではポナチニブが原則です。ALL では 90％の高い寛
解率が得られている一方、BCR−ABL 融合遺伝子もしくはフィラデルフィア染色
体陽性例の長期予後は不良であり、寛解期での同種造血幹細胞移植が勧められます。

抗がん薬は AML と異なり、アントラサイクリン系薬、ビンカアルカロイド、副
腎皮質ステロイド、L−アスパラギナーゼ、エトポシド、シクロホスファミド水和
物、メトトレキサート、メルカプトプリン水和物、シタラビンが併用されます。

中枢神経転移の予防として、メトトレキサートやステロイドの髄注は必要です。
成人治療では小児と比べて L−ASP やビンカアルカロイドの使用量が少ないこと
が指摘されており[10]、30 歳以下の思春期・若年成人（AYA 世代）での小児型プロ
トコールの優位性が報告されています[11]。

治療抵抗 ALL には、CD22 抗原陽性の場合 CD22 モノクローナル抗体とオゾガ
マイシンの合剤であるイノツズマブ オゾガマイシンが、CD19 抗原陽性 ALL には
CD19 と CD3 の 2 重特異性 T 細胞誘導抗体であるブリナツモマブが有効であり、
わが国でもすでに保険承認されています。

4 支持療法

近年、白血病の治療が進歩した理由には、感染症の予防治療、栄養管理、電解質
維持、血球減少に対する輸血などの支持療法の革新が大きく影響しています。無菌

Part 2
11

白血病

室での空調・飲水・食事の無菌管理、抗菌薬・抗真菌薬・抗ウイルス薬・G-CSF製剤による予防および治療や輸血、補液管理、臓器合併症への治療が可能となり、重篤な合併症を起こさないようになっています。

5 造血幹細胞移植

次に、抗がん薬が効きづらい白血病には同種造血幹細胞移植の適応となります。白血病に対する移植は骨髄移植から始まりましたが、現在では末梢血幹細胞移植や臍帯血移植も行われています。血縁間では骨髄移植と末梢血幹細胞移植が行われ、非血縁間はバンクが整備されています。

治療原理は、患者の病気になった造血幹細胞を取り除き、健康なドナーから提供された造血幹細胞に入れ替えることです。注意点は、拒絶反応である移植片対宿主病（graft versus host disease：GVHD）が皮膚、胃腸や肝臓に生じ、病気の造血幹細胞を取り除くために大量の抗がん薬や放射線照射を必要とする、通常の抗がん薬治療よりもハイリスクの治療であることです。このため、同種造血幹細胞移植は患者の生命に関わります。移植を受けなくても治癒が望めるのであれば、それがベストです。

就業上の問題点

急性白血病と慢性白血病では全く異なった対応が必要です。慢性白血病は外来通院での治療が原則で、治療の有効性も高く、休職や就業制限の必要はありません。ただし、内服治療期間は数年もしくは生涯にわたり続くこともあり、就業しつつ治療継続を認識しなければなりません。

一方、急性白血病は原則入院治療であり、月単位の長期に勤務できない期間が発生します。その後、退院しても地固め療法での再入院となり、これを3〜4回繰り返します。そのため治療期間は少なくとも半年以上に及び、その後に復職の判定がなされるケースが多いです。中高年では体力が低下し、退院後もリハビリテーションが必要なこともあります。また、ALLの場合は維持療法として内服治療がさらに半年から10カ月間行われるため、維持療法と並行して復職となります。

職場に求められる配慮

白血病は決して重篤な疾患ではなく、多くの患者が寛解となります。慢性白血病

では、たとえ寛解でなくとも就業制限が必要となるケースはごく稀です。職場は過剰反応せず、就業者が寛解導入療法および寛解後の治療を十分に受けられるように環境調整のサポートを行わなければなりません。治療の中断や非完結は寛解率の低下や再発に直結し、患者に大きな不利益をもたらします。長期の入院もしくは外来通院に関する職場の理解と支援とが必要です。寛解の意味するところは、血液は正常となり、他の臓器機能も回復し、日常生活での活動性は病気以前と同レベルとなることですので、寛解での復職や就業継続には全く問題はありません。

しかし、白血病が寛解でない時期（非寛解期）で、とくに急性白血病では、造血機能の低下から貧血による倦怠感・動悸・息切れや白血球減少による感染症にかかりやすくなります。高所・高温作業、粉塵・不衛生環境での作業や深夜業務、長期出張など、心肺機能や感染防御に負担となる業務には一定の配慮が必要となります。

治療や通院は長期に及ぶため、治療費などの経済的負担も患者には苦痛となり、高額医療費制度や既存保険など公的・私的の補助制度を活用し、経済的に過度な負担がかかることのないよう、職場での相談も重要です。

保健指導のポイント

保健指導では、白血病の治療状況および寛解状況の把握が重要で、寛解であれば血液検査は正常であり、保健指導上も健常人と差異はありません。ただし、その場合においても、寛解後治療の必要性や通院状況を把握することが求められます。通院は少なくとも5年以上は必要で、往々にして生涯にわたります。必要な治療や通院を中断していないかを把握することが必要です。

寛解であれば、健康診断の血液検査は正常のはずで、確認する必要があります。また、近年では病院の検査データは本人に渡されている場合が大部分であり、就業者が採血結果を持っていますので、保健指導にこのデータを活用することも検討すべきです。このように、白血病は血液検査から多くの情報が得られるため、保健指導上はデータ管理が重要です（表1）。

加えて、生活習慣に関する保健指導も重要です。心血管系への負担を軽減するために高血圧・高脂血症・肥満の管理指導は欠かすことができません。喫煙は呼吸器感染症を誘発し、肺機能を悪化させるため論外です。禁酒も原則としています。ウオーキングなどの適度な運動は心肺機能を向上させ、筋力もアップさせるため、白

Part 2
11
白
血
病

表1 職場での保健指導のポイント

Ⅰ　臨床および検査所見
①血算の確認（白血球・赤血球・血小板数） ②感染症および他臓器合併症

Ⅱ　入院および通院
①入院の必要性・期間 ②通院の頻度および期間 ③服薬および通院アドヒアランス

Ⅲ　生活習慣
①適切な運動・禁煙 ②食事制限や禁止食品 ③自宅での衛生環境 ④血圧・脂質・血糖・体重の管理

Ⅳ　就　業
①経済的支援の必要性 ②危険作業、時間外作業の適切化 ③粉塵など環境調整

血病の生命予後を改善することが科学的にも証明されています。

　白血球が安定するまでは、食事制限として肉、魚や卵などの生もの（非加熱食）を避けることが求められます。また、CML での TKI 内服中のグレープフルーツ摂取は TKI の血中濃度を上昇させる作用があるので避けます。感染予防としては、マスク・手洗い・うがいが奨励され、インフルエンザや麻疹・風疹など、生ワクチンを除くワクチン接種も推奨されています。

　同種造血幹細胞移植後は、上記に加えて、GVHD 合併の有無が重要です。とくに保健指導上問題となるのは、数年から数十年に及ぶ慢性 GVHD です。広範型慢性 GVHD を発症している場合、副腎皮質ステロイドやカルシニューリン阻害薬による免疫抑制療法がしばしば行われています。この投与中は感染症にかかりやすく、呼吸器感染や感染性腸炎の予防が課題です。マスク・手洗い・うがいはもちろん、古い食品や非加熱のもの、発酵食品を避けるよう、食事指導が重要です。

　慢性 GVHD による涙の減少からドライアイが生じると、長時間の連続する PC 作業は困難であり、時間ごとの適切な休憩や点眼、眼鏡やゴーグルの着用が必要です。また、皮膚 GVHD にとって紫外線は有害で、UV カット対策として日焼け止

めクリームの塗布、長袖や帽子、サングラスの着用が有用であり、屋外作業は避け
たほうがリスクを軽減できます。さらに、移植後は骨粗鬆症を発症しやすくなりま
す。定期的（半年～1年ごと）な骨塩定量や予防治療が行われることがあり、保健
指導に組み入れる必要があります。

　がんサバイバーにおいては2次がんの発症に注意が必要で、数%の方に発症が認
められています。早ければ数年以内に発生します。この対策として、血液腫瘍、消
化器、乳腺、頭頸部がんなどに対して、定期的ながん検診を受けることを指導して
いくことも必要です。

　このように、白血病には長期戦略をふまえた職場の配慮と指導とが求められます。

（塚田 順一）

引用参考文献

1.　国立がん研究センター がん情報サービス. がん登録・統計. 最新がん統計. 2019.
https://ganjoho.jp/reg_stat/statistics/stat/summary.html
2.　Baccarani, M. et al. European LeukemiaNet recommendations for the management of chronic myeloid leukemia. Blood. 122 (6), 2013, 872-84.
3.　Mahon, F-X. et al. Discontinuation of imatinib in patients with chronic myeloid leukaemia who have maintained complete molecular remission for at least 2 years: the prospective, multicentre Stop Imatinib (STIM) trial. The Lancet Oncology. 11 (11), 2010, 1029-35.
4.　Hallek, M. et al. iwCLL guidelines for diagnosis, indications for treatment, response assessment, and supportive management of CLL. Blood. 131 (25), 2018, 2745-60.
5.　Jain, N., O'Brien, S. Targeted therapies for CLL: Practical issues with the changing treatment paradigm. Blood Rev. 30 (3), 2016, 233-44.
6.　Ohtake, S. et al. Randomized study of induction therapy comparing standard-dose idarubicin with high-dose daunorubicin in adult patients with previously untreated acute myeloid leukemia: the JALSG AML201 Study. Blood. 117 (8), 2011, 2358-65.
7.　Miyawaki, S. et al. A randomized comparison of 4 courses of standard-dose multiagent chemotherapy versus 3 courses of high-dose cytarabine alone in postremission therapy for acute myeloid leukemia in adults: the JALSG AML201 Study. 前掲書5. 2366-72.
8.　Sanz, MA., Montesinos, P. How we prevent and treat differentiation syndrome in patients with acute promyelocytic leukemia. Blood. 123 (18), 2014, 2777-82.
9.　Ohno, R., Asou, N. The recent JALSG study for newly diagnosed patients with acute promyelocytic leukemia (APL). Annals of hematology. 83 Suppl 1 (1), 2004, S77-78.
10. Boissel, N., Baruchel, A. Acute lymphoblastic leukemia in adolescent and young adults: treat as adults or as children?. Blood. 132 (4), 2018, 351-61.
11. Stock, W. et al. A pediatric regimen for older adolescents and young adults with acute lymphoblastic leukemia: results of CALGB 10403. Blood. 133 (14), 2019, 1548-59.

Part 2
11

白
血
病

眼疾患

目の病気ってどんな病気?

人間がものを見る仕組みは、まず目の中に光が入り、目の奥の網膜の上に像を結びます。その光により網膜の細胞から発生する電気信号が網膜神経線維を通って脳へ伝わり、脳で「見えた」と感じることができます（図1）。目の病気になると、この経路のどこかの伝達が悪くなってしまいます。

目の病気は両目にほぼ同時に起こるものと、片目に起こるものとがあります。両眼性の病気の代表的なものとして緑内障、糖尿病網膜症、網膜色素変性症があります。この3つは日本の失明原因の第1位から第3位を占めています。年齢が上がるほど視覚障害になる人は増え、20〜30歳代では網膜色素変性症、40〜50歳代では糖尿病網膜症、60歳以上では緑内障がそれぞれ原因疾患の第1位です。眼の難病には無虹彩症、前眼部形成異常、膠様滴状角膜ジストロフィーなどがあります。

1 両眼性の病気

1 緑内障

緑内障とは、視神経原因で障害され、神経線維が徐々に減っていく病気です

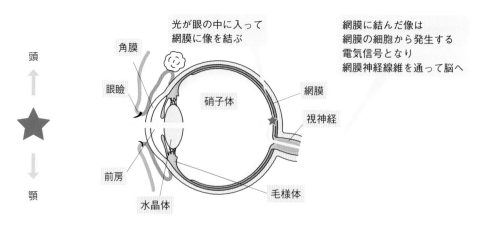

光が眼の中に入って網膜に像を結ぶ

網膜に結んだ像は網膜の細胞から発生する電気信号となり網膜神経線維を通って脳へ

頭
顎

角膜
眼瞼
前房
水晶体
硝子体
網膜
視神経
毛様体

図1 眼の解剖と物が見える仕組み（眼球を横から見たところ）

（図2）。多治見疫学調査では、40～50歳代で3％弱、60歳代では6％の有病率と報告されており、たいへん身近な疾患です。喫煙者、高血圧の人、高度近視の人、緑内障の家族歴のある人がなりやすいといわれており、両眼に発症します。

初期には自覚症状が全くなく、視力も良いのですが、病気が進んでしまい、いったん見えにくくなると元に戻すことはできませんので、眼底検査や眼底写真による早期発見・早期治療が推奨されています。

治療は点眼薬による進行抑制が主です。点眼薬だけでは進行抑制が不十分となると、手術治療が行われます。続発性の緑内障は、ほかの病気に合併したり、別の病気の治療のために使用するステロイド薬（内服、点眼含む）の副作用で起こります。

2 網膜色素変性症

発症率は4,000～8,000人に1人程度の難病です。30～40歳代の若い年齢では視覚障害第1位の疾患です。網膜の視細胞が少しづつ変性して消失する病気で、とてもゆっくり進行します（図3）。代表的な症状に羞明（光刺激に弱く、まぶしい）、夜盲（暗いところで見えにくい）、暗順応遅延（明るいところから暗いところへ入った時に目が慣れるのが遅い）があります。病気が進むと、ごくゆっくり視野が狭くなりますが、中心部の視野が保たれている場合には、自分でも視野狭窄の自覚があまりありません。健康診断の眼底写真や眼科での診察で特徴的な網膜病変を指摘されて初めて診断がつくことが多いのです。診断されてから数十年たって末期になると、強度の視野狭窄や視力低下の状態になります。視野障害が顕著になる前でも、

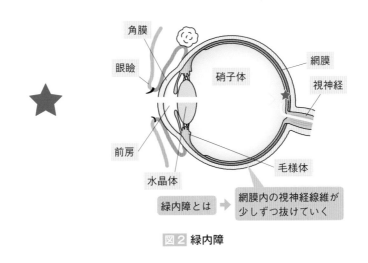

図2 緑内障

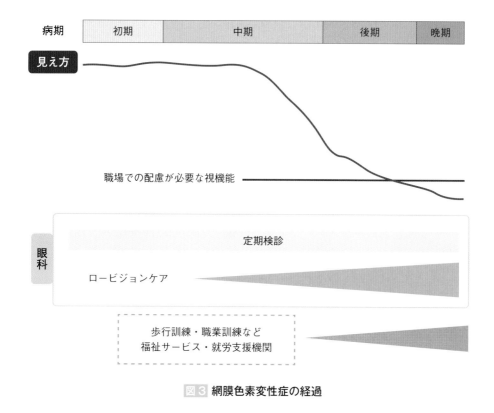

図3 網膜色素変性症の経過

差明や暗順応遅延などで見え方の変動があります。

　網膜色素変性症に感音性難聴を合併する難病にアッシャー症候群があります。人口10万人あたり6〜7人の発症率です。難聴は先天性である場合がほとんどで、網膜色素変性症は10歳頃に発症し、徐々に進行していきます。障害者雇用枠で入社した聴覚障害の方が、20〜30歳代で目も見えにくくなるといった経過をたどる場合が見られますが、本人からの訴えがあまりなく、なかなか気づかれないようです。

3 糖尿病網膜症

　糖尿病の合併症の一つで、糖尿病患者の40%程度が罹患していると言われています。糖尿病によって目の奥の血管が障害され、網膜（目の奥の神経の膜）が破壊されることで起こる両眼性の疾患です。血糖コントロールが不十分だと、糖尿病になって5〜10年で網膜症が発症します。

　初期の3〜10年は進展速度の遅い単純網膜症（軽症〜中等症非増殖網膜症）の状態です。毛細血管の閉塞が進むと増殖前網膜症（重症非増殖網膜症）になります。重症になるほど早く進展します。この段階でも必ずしも視力には影響がない場合も

多く、危険な状態と自覚症状とは一致しません。その後、目の中に破れやすい異常な新生血管が伸びてくると増殖網膜症となります。何かのはずみに新生血管が破れて起こる硝子体出血、増殖膜、網膜剥離が起こると目の中に煙のススがたくさん出る、赤いカーテンがかかるなどの自覚症状が出て、一気に視力が低下します。緊急手術の対象になることも多い病気です。

　目の、ものを見る黄斑中心部が腫れた状態になる（糖尿病黄斑浮腫、糖尿病黄斑症）と、視力が低下します（図4）。黄斑症の初期には文字がかすむ、ゆがんで見える、ピントが合いにくいなどの症状があります。

4 目の難病

　目の難病には網膜色素変性症以外にも中隔視神経形成異常、眼皮膚白皮症、黄斑ジストロフィー、レーベル遺伝性視神経症、前眼部形成異常、無虹彩症、膠様滴状角膜ジストロフィーがあります（2019年7月現在）。診断基準を満たしていなくても、目の症状だけがあてはまるものもあります。若いうちは支障がない人でも、青年期～中高年になってから見え方が悪くなることが多いようです。

・膠様滴状角膜ジストロフィー、前眼部形成異常

　角膜の難病です。膠様滴状角膜ジストロフィーは約30万人に1人、前部形成異常は12,000～15,000人に1人と言われています。前眼部形成異常では角膜の混濁以外にも緑内障を合併することがあります。羞明、眼痛、流涙（涙が多くて見えにくい）、高度の視力低下を来すこともあります（図5）。病状に左右差がある場合には

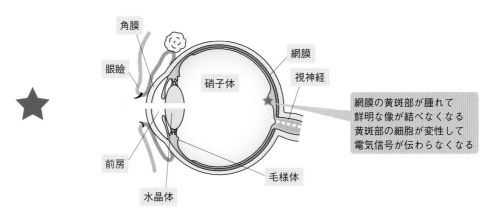

図4 黄斑部の病気

黄斑部の病気には黄斑ジストロフィー、中心性漿液性、糖尿病黄斑症、加齢黄斑変性症などがあります

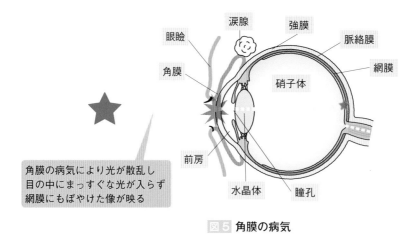

図5 角膜の病気

角膜の病気により光が散乱し目の中にまっすぐな光が入らず網膜にもぼやけた像が映る

涙腺　強膜　脈絡膜　網膜　硝子体　眼瞼　角膜　前房　水晶体　瞳孔

良いほうの目が見えにくくなったときに仕事に支障が出てきます。

・無虹彩症、眼皮膚白皮症

無虹彩症は10万人に1人、眼皮膚白皮症は2万人に1人程度と言われています。黄斑形成不全を伴い、幼少時からの眼振や羞明があります。視力は矯正0.1〜0.5程度です。非進行性の病気です。遮光眼鏡の装用や補助具の使用、作業環境を整えると職場適応が良くなります。

・レーベル遺伝性視神経症

10,000人に1人程度の患者数だと言われています。男性に多い疾患で、10〜30歳代に発症の大きなピークがあり、40歳代前後にもう一つのピークがあります。発症すると数週間から数カ月の間に片眼の視力低下と中心部の視野欠損が起こり、数週間から数カ月の間にもう片眼にも同じ症状が起こります。完全に失明することは非常に稀です。周辺視野がありますので、安全な場所での歩行はできるけれども、文字を読んだり、細かいものを目で確認することが難しくなります。

・黄斑ジストロフィー

網膜の黄斑部がゆっくりと障害され、両眼の視力低下や視野異常を生じる病気の総称です。スタルガルト病、錐体杆体ジストロフィー、卵黄状黄斑ジストロフィー（ベスト病）、X連鎖性若年網膜分離症、オカルト黄斑ジストロフィー、中心性輪紋状網脈絡膜萎縮などの代表疾患に分類されています。患者数などは調査中ですが、全体では数千人に1人程度だと思われます。

幼少期は視力良好ですが、青年期〜中高年で視力低下を来すことが多い病気です。

黄斑ジストロフィーも完全に失明することはなく、安全な場所での歩行はできますが、文字を読んだり細かいものを目で確認することが難しくなります。

2 片眼性の病気

　主に片目に起こる病気で、手術や外来での薬剤投与の対象になるものには網膜剥離や角膜の病気、加齢黄斑変性症などがあります。片目の病気の場合はもう一つの目が使えてなんとか仕事もできることが多いですが、急に見え方が変わってしまった場合などは、自分の目の見え方に慣れるまで苦痛が強いことがあります。1～2カ月で見え方に慣れてくる人が大部分です。網膜剥離や角膜の混濁は、ほかの目の病気に合併することも多い病気です。

1 網膜剥離

　眼球の奥の神経の膜（網膜）に穴が開き、網膜が剥がれてくる病気です（図6）。4,000～6,000人に1人あたりの発症率で、好発年齢は40～70歳頃です。自覚症状で多いのは「目の前に黒い虫が飛ぶ」（飛蚊症）、「眼の中でピカピカ光る気がする」（光視症）、「目の前に膜や影が下りてくる」「影が上がってくる」などです。片眼に発症することが大多数ですが、数年時期をずらしてもう片方の目にも発症することがあります。2017年の患者調査では、40歳未満の若年の年齢で手術を行う疾患として網膜剥離が最も多い結果です。

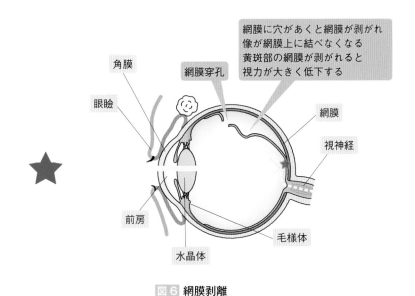

図6 網膜剥離

2 角膜の病気

　角膜炎や角膜変性症は、20〜40歳の若い年齢では緑内障や白内障より患者数が多く、500人〜1,000人に1人程度見られます。角膜炎は細菌やウイルスなどの感染、アルカリ溶液が目に入ったなどの外傷などで起こります。見えづらいだけでなく、かなりの痛みを伴うこともあり、さらに病状の変化が急で、治療時期を逃して重症化してしまうと恒久的な視覚障害を残すことがあります。アルカリ外傷などの場合は時間単位で悪化します。感染や外傷が原因の場合には片目だけのことが多いですが、角膜変性症や円錐角膜は両眼に発症します。

どの検査値に異常が現れるか

　眼科検査として、視力検査、眼底写真、眼圧検査などがあります。視力検査の正常値は、矯正視力（一番よく見えるレンズで矯正したときの視力）が1.0以上ですが、定期健康診断では自分の眼鏡やコンタクトレンズでの視力測定を行い、矯正視力は測定しません。裸眼視力や自分の眼鏡での視力値が1.0未満でも、矯正視力で1.0見えていれば正常範囲内です。

　矯正視力が低下した場合には、目の病気が疑われます。緑内障や網膜色素変性症、黄斑病変のない糖尿病網膜症では、病期がかなり進んでいても視力が下がらないこともあります。矯正視力が1.0以上あるからといって、病気がないとはいえません。

　眼底写真では無自覚の眼科疾患を指摘されることがよくあります。緑内障や糖尿病網膜症、網膜色素変性症などは視力の良い時期でも眼底写真で発見されることが多いので、眼底写真での指摘があればすぐに眼科専門医の受診を勧めてください。

眼疾患の治療

1 緑内障

　眼圧をコントロールして進行を予防し、不自由なく生活できる視力や視野を維持することが治療の目的です。緑内障点眼薬は効果のある製剤が増え、点眼回数も1日1〜2回のものが多く、患者さんの負担は少なくなっていますが、角膜障害を起こす、瞼周囲の皮膚が荒れるなどの副作用があります。

　手術には外来で受けられるレーザー手術や入院手術があります。手術の術式も、侵襲の少ない手術やデバイスを埋め込む手術が行われるようになっており、選択の

幅が広がっています。いったん手術で眼圧が下がっても、60歳以下の若い方では数年で再手術になることもあります。

2 網膜色素変性症、難病

スタンダードな治療法がまだ確立されていません。緑内障や白内障、網膜剥離、角膜病変などを合併した場合には、その合併症に対して治療が行われます。網膜色素変性症は慢性進行性の疾患で、進行速度には大きなばらつきがあります。

治療法がない病気でも、患者さんが持っている見る力（保有視機能）を最大に生かせるように「ロービジョンケア」が行われます。まぶしさを軽減する遮光眼鏡や文字を拡大して読むための弱視眼鏡などの補装具の処方、パソコンの画面設定や音声ソフトの紹介、リハビリテーション施設や職業訓練施設の紹介などの情報提供も行われます。職場への情報提供や環境整備の助言を行ってくれる場合もあります。暗所視支援眼鏡や眼鏡型の読み上げデバイスなど、最新機器の進歩が大きい分野で、見えにくさを補う機器やシステムが多数開発されています。

3 糖尿病網膜症

糖尿病網膜症では、網膜血管の閉塞が広くなってくると、レーザー光凝固術が行われます。網膜剥離や硝子体出血などを起こすと、硝子体手術の対象になります。糖尿病網膜症で起こった網膜剥離は裂孔原性網膜剥離より治療が難しく、複数回の手術が必要になることも珍しくありません。硝子体手術の際に網膜に光凝固を追加します。黄斑部が腫れた糖尿病黄斑症では最近は抗VEGF薬（新生血管の発症を抑える薬）の硝子体内注射やステロイドのテノン嚢下注射が行われます。

片方の目が落ち着いてしばらくしたら反対の目に病変が起こるという経過をたどることも多く、入退院を繰り返しながら、間で外来へ通院する必要があります。手術に伴って見え方や眼鏡の度数も数カ月単位で変わるなど、変化の大きい病気です。硝子体出血は再出血することもあり、休業期間も予想がつきにくいのです。予後はさまざまで、1.0近く見えるようになる人もいれば、視覚障害になる人もいます。

4 網膜剥離

網膜に穴が開いただけ（網膜裂孔）の治療は、レーザーで穴の周りを塞いで網膜が剥がれないようにします。網膜剥離になってしまうと手術が必要で、放置すると失明します。目の中の硝子体という組織（p220 図1）を切除して網膜の穴をレーザーでふさぎ、気体を入れて1週間程度うつむきの姿勢を取り、はがれた網膜をくっ

Part 2
12
眼疾患

つけます。再手術の場合、シリコンオイルを目の中に入れることもあります。気体やオイルが目の中にある間は、大幅な視力低下を来します。

　9割以上の人が初回の手術で治りますが、中には数回の手術を繰り返す場合もあります。視力予後は比較的良好ですが、手術の回数が増えた場合や手術までの時期が長かった場合には、網膜剥離が治癒しても視力が正常範囲まで回復しないことがあります。

5 角膜の病気

　角膜の病気の治療では、内服や点眼を行い、病変が落ち着くのを待ちます。点眼薬は抗菌薬、抗ウイルス薬、免疫抑制薬、副腎皮質ステロイド、非ステロイド系抗炎症薬、角膜治療薬、涙液分泌を賦活する薬剤など多種あります。

　視力は角膜の中心近くに混濁がある場合には大きく低下しますし、角膜の状態によって変動することもあり、個別性の高い経過を取ります。角膜が濁ってしまった場合は、角膜移植などの手術の適応です。最新の治療では、角膜の表面や内面の組織のみの移植（角膜パーツ移植）や、レーザー治療もあります。角膜手術後はステロイド点眼で消炎し、透明性を保ちます。ステロイドの点眼を長期にわたり用いると、続発性緑内障を合併しやすくなります。

就業上の問題点

1 「見え方」に対する影響

　両眼性の病気では片目の病気に比べ、見え方への影響が大きくなります。どの程度見えているか、どうすればいいかがわかりにくいため、仕事内容や職場環境とのミスマッチが起こりやすくなります。また、自覚症状と病気の重篤度とが必ずしも一致しません。見えにくいことが安全面に影響するような職場、とくに高所作業や車両運転、暗い場所での作業、危険作業のある職場では作業状況の把握が大切です。

　視力や視野に大きな障害がなくても、職場では夜盲や羞明、暗順応遅延があると仕事に制限が出てくる場合もあります。周囲の人に比べて光の刺激に弱い、暗いところで文字が読めない、夜になるとつまずくなどが問題になりやすいのです。難病の場合にこのような症状が見られます。

2 作業環境や作業の制限

　目の周囲や表面の組織は柔らかくて薄く、粘膜と同じような組織です。角膜の病

気や目の手術後は表面のバリア機能が著しく低下しています。有機溶剤や粉じん、化学物質、動植物の粘液や皮、花粉などがバリア機能の低下した目に入ると少量でも感染を起こし、重篤な状態に陥ることがあります。

　そのほか、目の手術後では頭が揺れる作業、体に振動を与えるような作業、気圧の変化を伴う環境や水中での作業などが困難になる、あるいは強くいきむことを禁止された場合は、重量物取扱業務などに支障が出ることなどがあります。

3　「見えにくさ」に対する誤解

　目で見て確認することに時間がかかるようになると、職場では「見えないから、させる仕事がない」と言われることがよくあります。しかし、よく話を聞いてみると、単に眼鏡が合っていなかっただけ、病気のために色がわかりにくくなっただけで、ほかの作業はできることも多いものです。職場だけで判断せず、具体的に「どんな作業ができなくて困っているか」を眼科主治医に問い合わせてください。眼科のロービジョン外来の受診を勧ていただくのもよいでしょう。

職場に求められる配慮

1　手術後の職場環境と作業内容の確認

　昨今の医療技術の進歩に伴って、目の病気で手術する際の入院期間が短くなっていますが、傷が治るまでにはそれなりに時間がかかります。事務作業なら問題なくとも、現業ではその作業内容によっては制限がかかる場合もあります。

　職場としては「病院で説明してもらっているだろう」と思いがちですが、眼科の医師は一般的に、病気のことはわかっていても、職場にどんな有害物や危険な場所があるかはわからないし、職場で必要とされる見え方もわからないことが多いので、仕事についての説明は必ずしもなされていません。経過の個人差も大きいため、職場復帰の際には作業環境に関する注意点を必ず主治医に照会しましょう。

　病状照会を行う場合には、厚生労働省の「事業場における治療と仕事の両立支援のためのガイドライン」13ページの「勤務情報を主治医に提供する際の様式例」、14ページの「治療の状況や就業継続の可否等について主治医の意見を求める際の様式例（診断書と兼用）」などを利用して、主治医の意見を聞きましょう。書類作成にあたっては、動植物を扱う作業、重量物取扱作業、気圧の変化を伴う作業、有機溶剤を扱う作業、粉じん作業、一人作業などがあれば、具体的な作業内容も併せ

て記載してください。

2 ロービジョンや盲になってしまったときの配慮

目の病気でロービジョン（良いほうの目の視力が0.5未満、視野が半分、その他見えにくいことで困った状態）や、盲になってしまうことがあります。たとえ障害者手帳該当でなくとも、配慮が必要です。眼科の「ロービジョン外来」の受診や、地域の「ロービジョンケアネット」「スマートサイト」などの利用を勧めましょう。スマートサイトとは、地域で眼科医療機関や視覚障害者向けの訓練施設（日常生活訓練や職業訓練を含む）、福祉リソースなどがネットワークを作り、多職種連携によって視覚障害を持つ人を支援する仕組みです。職業訓練が必要な場合、数カ月程度の時間がかかることがありますので、休職期間中にこのようなサービスを利用するとよいでしょう。現状ではロービジョンケアや職業訓練に関心の薄い眼科医もいますので、本人や会社から「ロービジョンケアを受けたい」「地域のスマートサイトやロービジョンネットワークを利用したい」などの申し出を行いましょう。

保健指導のポイント

糖尿病網膜症は糖尿病のコントロールが悪いと進行が早まります。高血圧があると緑内障や網膜静脈閉塞症（網膜の血管が閉塞する病気で、黄斑部に病変が及ぶと視力低下を来す）になりやすいと言われています。また、喫煙は緑内障や加齢黄斑変性症のリスクファクターです。生活習慣病のコントロールや禁煙指導が目の病気の発症予防にもなります。

また、目の手術の後は、植物を扱うような職場環境には要注意です。疾患によっては副腎皮質ステロイドの点眼を数年にわたり行う場合もありますが、感染症にかかりやすくなっており、特に真菌（カビ）の感染が起こると治療が困難です。目をこする、押す、圧迫するなども避けます。保護眼鏡は目の周囲の骨の部分で支えるタイプを選びます。

慢性進行性で視覚低下を起こすような目の病気があると、メンタルヘルスにも影響します。難病である網膜色素変性症の患者さんは、病気の時期や程度にかかわらず、抑うつ傾向にあると報告されています。「見えにくくなる病気」は外から見てわかりにくく、介入のタイミングを外してこじれてくるとメンタル不調も悪化して、職場適応がぐっと悪くなってしまいます。こうした場合にはメンタルの対応に加え、

眼科のロービジョン外来の受診をお勧めいただくとよいでしょう。

（村上 美紀）

引用参考文献
1. 日本眼科学会. 一般のみなさまへ. 目の病気.
   http://www.nichigan.or.jp/public/disease.jsp
2. 日本緑内障学会. 一般のみなさまへ. 緑内障疫学調査 日本緑内障学会多治見緑内障疫学調査（通称：多治見ス
   タディ）」報告.
   http://www.ryokunaisho.jp/general/ekigaku/tajimi.html
3. 日本眼科医会. 報道用資料：糖尿病網膜症. 平成 17 年 9 月 15 日.
   https://www.gankaikai.or.jp/press/pdf/2005.pdf
4. 日本糖尿病眼学会. 一般の方へ. 糖尿病網膜症について.
   https://www.jsod.jp/ippan/index.html
5. 厚生労働省. 平成 29（2017）年患者調査の概況.
   https://www.mhlw.go.jp/toukei/saikin/hw/kanja/17/index.html
6. 日本眼科医会. ロービジョンケア.
   https://www.gankaikai.or.jp/lowvision/
7. Sainohira, M. et al. Quantitative analyses of factors related to anxiety and depression in patients with
   retinitis pigmentosa. PloS One. 13（4）, 2018, e0195983.

●読者のみなさまへ●

このたびは、本増刊をご購読いただき、誠にありがとうございました。産業保健と看護編集室では、今後も皆さまのお役に立つ増刊の刊行を目指してまいります。つきましては、本書に関するご感想・ご提案などがございましたら当編集室（ohn@medica.co.jp）までお寄せくださいますよう、お願い申し上げます。

産業保健と看護　2020年春季増刊(通巻72号)

両立支援に欠かせない
産業保健スタッフに必要な疾患の知識と最新の治療法

2020 年 4 月 25 日　発行

定価（本体 3,200 円+税）

ISBN978-4-8404-7154-1
乱丁・落丁がありましたらお取り替えいたします。
無断転載を禁ず。

Printed and bound in Japan

編著	立石清一郎／中谷淳子
発行人	長谷川素美
編集担当	永坂朋子
編集制作	オフィス・ワニ
本文イラスト	中村恵子
本文 DTP	株式会社明昌堂
表紙・本文デザイン	株式会社創基

発行所　　株式会社メディカ出版
　　　　　〒 532-8588 大阪市淀川区宮原 3-4-30
　　　　　ニッセイ新大阪ビル 16F
　　　　　編集　TEL 03-5777-2288
　　　　　お客様センター　TEL 0120-276-591
広告窓口／総広告代理店　株式会社メディカ・アド
　　　　　TEL 03-5776-1853

URL https://www.medica.co.jp/
E-mail ohn@medica.co.jp
印刷製本　株式会社シナノ パブリッシング プレス